图解营养学
瘦　　身法

吴佳——著

U0231371

化学工业出版社
· 北京 ·

内容简介

减肥的原因有很多，每个人都不尽相同，或是为了谈恋爱、找工作，或是新妈妈产后想要重新找回以前的自己，想变得更好看、更自律……其实，减肥最重要的应该是为了健康！那么，你真的知道自己是否需要减肥吗，什么样的减肥强度才是适合自己的？不要焦虑，让专业的营养师来告诉你如何健康吃、健康动、健康瘦！

本书从我为什么要减肥、减肥必须懂点营养学、减肥我该怎样吃、减肥我该吃这些、减肥要配合的运动5大部分，一步步教你树立健康减肥的思想，少走弯路！书中包含近50个与营养学有关的减肥知识，并附有49道健康菜谱的制作方法，均配以可爱有趣的手绘插图，阅读起来更加轻松，为既往痛苦的减肥过程带来一种愉悦的视觉享受。不做表面功夫，抓住健康减肥的秘诀，带你稳步冲破平台期，也让还在犹豫该不该减肥的你不再迷茫。

图书在版编目（CIP）数据

图解营养学瘦身法/吴佳著． —北京：化学工业
出版社，2023.9
ISBN 978-7-122-43748-8

Ⅰ．①图… Ⅱ．①吴… Ⅲ．①减肥-合理营养 Ⅳ.
①R161②R151.4

中国国家版本馆CIP数据核字（2023）第118840号

责任编辑：王　雪　李　娜
责任校对：李雨函
装帧设计：孙　沁　李子妲

出版发行：化学工业出版社
　　　　　（北京市东城区青年湖南街13号　邮政编码100011）
印　　装：三河市航远印刷有限公司
880mm×1230mm　1/32　印张5¼　字数200千字
2024年1月北京第1版第1次印刷

购书咨询：010-64518888　　售后服务：010-64518899
网　　址：http://www.cip.com.cn
凡购买本书，如有缺损质量问题，本社销售中心负责调换。

定　　价：68.00元　　　　　　　　　　版权所有　违者必究

对美丽身材的认知，在很大程度上与时代相关，和时尚相关。

唐代的人喜爱丰满雍容的身材，并不苛求细腰和长腿。宋代的人则更青睐清秀颀长的形体，描画那些削肩纤瘦的美女。

直到40年前，大众所认可的还是脸颊饱满、曲线柔美的美丽形象，因为在食物不足的时代，饱满的双颊和圆润的胸臀是营养良好的标志。

然而，随着经济的发展和食物的丰足，在肥胖率一路攀升的大环境下，"A4腰""筷子腿""锁骨沟"逐渐成为了很多人追求的目标。无论是否真的超重、肥胖，很多人都把减肥挂在嘴上，甚至把自己当成小白鼠，勇敢无畏地尝试各种新的减肥方法。似乎不参与减肥，就会落后于时代，远离了时尚。

但是，很多执着于减肥的人们忘记了一个真理：无论在哪个时代，无论胖还是瘦，健康才是应当追求的不二目标。减少赘肉，不仅是为了体形美丽，而且是为了改善代谢、延缓衰老、提高生命质量。

一旦减肥行为偏离了健康这个大目标，就会与美丽和快乐背道而驰。脸色憔悴、皮肤枯槁、头发脱落、双眼无神、疲乏无力、精神不振、情绪沮丧、月经不调……这些盲目减肥带来的麻烦，相信很多人都已经体会到了。

所以，我曾在微博上说过：减肥先补脑，美容须养心。

大部分人没有耐心去看一本厚厚的营养专业书，也看不懂主流专家共识和营养治疗指南，听到的只有各种自媒体的碎片知识，甚至是埋藏着商业目的的各种忽悠。

　　这本书的优点，就是化繁为简，把减肥人士需要了解的基本知识，用容易理解的语言表达出来。到底该不该减肥，减肥时如何制订目标，如何把必要的营养素吃够，如何安排自己的餐盘，如何调整进食顺序，做什么样的运动，等等，都可以从书中找到简洁的说明。此外，书中还插入了悦目的漫画，配合了容易操作的建议，包含了近50个与营养学相关的减肥知识，并提供了减肥期间适宜食用的49种健康美食的做法。

　　本书作者吴佳是一名注册营养师，也曾是一个为了减肥而崩溃流泪的小女生。但在成为营养师的过程中，她明白了减肥的基本原理，亲身感受到健康减肥带来的人生成长。多年的健康饮食和运动健身，让她的身材变得比学生时代更好，也让她的心理变得更加自信强大。

　　如果你正在为减肥的事情烦恼，那么不妨读一读这本书，感受轻轻松松的阅读体验，就像听作者在你身边贴心解读那些最重要的知识点一样，一定会让你有所获益。

在这本书的最初，我想要问大家一个问题：你为什么要减肥呢？

从我接触到的许许多多的例子来说，减肥的原因有很多，每个人都不尽相同：有的人是为了谈恋爱，有的人是为了找工作，有的是新妈妈产后想要重新找回以前的自己，有的人是为了让自己显得更好看、更自律……

我希望上面的都只是大家想要减肥的原因之一，或者只是你的一个触发减肥行为的动机。而真正的目标，我希望你明白：减肥，是为了健康。如果这个目标不正确：可能你瘦了，但变得面黄肌瘦、体弱无力，谈不上好看；可能你短时间瘦了，但是很快就会反弹；还有可能，你开始反复减、反复肥，严重影响了你的社交和心情，甚至暴食症、厌食症等健康问题也找上门来。

所以，我要再次强调，我们要明确，减肥是为了健康。

肥胖不是简单的"长得胖"，穿的衣服更大码、行动不太灵敏而已，肥胖是一种疾病。早在1948年，肥胖就被列入国际疾病分类名单（ICD编码E66）。肥胖是指脂肪在体内堆积过多，达到危险的程度，造成人体器官和系统发生功能损伤，最终导致其他慢性疾病发生的一种疾病。

体内脂肪堆积过多和（或）脂肪异常分布是肥胖的重要特点。人体内脂肪的形成是一个缓慢而长期的过程，不论是体内的脂肪细胞数量还是细胞内脂肪含量的过度增加，都会对机体健康造成不利影响。在这种不利影响的长期作用下，机体会进行代偿性的调节和修复，但是肥胖的危害是长期并持续存在的。

另外，对整个社会来说，控制肥胖已经刻不容缓。2022年中国已经成为世界上超重和肥胖人数最多的国家。《中国居民营养与慢性病状况报告（2020年）》显示，6岁以下和6～17岁儿童青少年的超重肥胖率分别达到了10.4%和19.0%，18岁及以上居民的超重率和肥胖率分别为34.3%和16.4%，可见，成年居民超重和肥胖的发生率已经超过一半（50.7%）。

肥胖是发生慢性病的主要危险因素，80%以上的2型糖尿病患者与超重或肥胖相伴。同样，肥胖与高血压、高血脂、高血糖等心脑血管疾病的高危因素有密切关系。

肥胖对人体健康的危害表现为渐进性和持续性的损伤。解释一下，就是肥胖对人体健康的危害，是随着肥胖程度的增加越来越严重的，也是一直持续的。

有人说，肥胖是一种"慢性病"，也有人常常感叹，肥胖根本就是治不好的病。这话也有道理，因为治疗肥胖目前还没有先进的医疗手段，也没有什么特效药。控制肥胖，需要持之以恒的努力。

　　不过，肥胖的减轻和预防又是简单的。只要你形成了良好的饮食习惯和健康的生活方式，健康的体重、健美的身材就是不用太多努力也唾手可及的。

　　所以，很开心你们打开了这本书，就让我们从今天开始，一起努力，收获健康的身材！

吴佳

目录

第一步 我为什么要减肥 1

第二步 减肥必须懂点营养学 17

第三步
减肥我该怎样吃 67

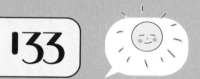

第五步
减肥要配合的运动 133

主要参考文献 151

后记 153

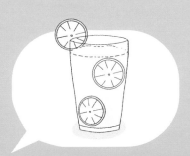

第一步
我为什么要减肥

一胖毁全身

肥胖会带来一系列的健康问题，比如导致2型糖尿病及其慢性并发症（视网膜病变等）、高血压、心血管疾病、代谢相关脂肪性肝病、慢性肾脏病、不孕症或不育症、睡眠呼吸暂停综合征、骨关节炎、高尿酸血症及痛风、肝硬化、胆囊疾病、甲状腺疾病、结直肠癌等。

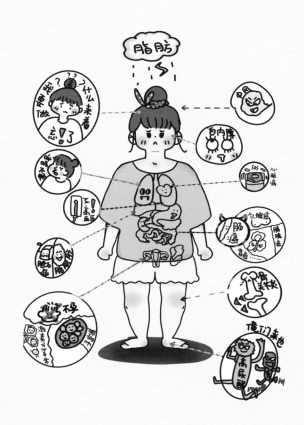

减肥带来的好处

　　肥胖的人由于体重负担增加，常感到乏力、疲劳、气喘、活动困难、肢体关节和腰部疼痛、下肢浮肿等，日常生活也有许多不方便；由于形体不美，肥胖的人还常常出现自卑、抑郁、焦虑等心理障碍。而随着体重恢复正常，这些问题都能随之得到解决。

　　不一定要多瘦才健康，也不一定非要达到理想体重才能获得健康的益处。研究显示，对超重和肥胖的人来说，体重减少5%～15%或更多，可以显著改善胰岛素抵抗、高血糖、高血压、血脂异常等代谢异常，降低2型糖尿病、心血管疾病、代谢相关脂肪性肝病、多囊卵巢综合征等多种超重或肥胖相关疾病的发生风险，减少疾病治疗药物的使用量。

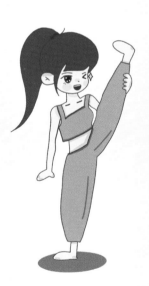

减肥带来的好处

改善胰岛素抵抗、高血糖、高血压、血脂异常等代谢异常。

降低2型糖尿病、心血管疾病、代谢相关脂肪性肝病、多囊卵巢综合征等多种超重或肥胖相关疾病的发生风险。

我该不该减肥，
怎么制订减肥目标

1. 我到底该减多少千克

经常看到许多人在疯狂地立 flag："7月瘦到50千克！""两个月减10千克！"——平时喊喊口号也就罢了，对自己的身体你确定要这么"摸摸脑袋"就定目标吗？

我有一个朋友，身高165厘米，体重56千克，可是却还天天喊着"好女不过百"，一定要减到50千克以下。还有位朋友，身高180厘米，体重100千克，却每次都得意地说"我最近减了15千克了，我要多吃点……"所以，你们认为，减重多少千克才正常，这个目标应该怎么确定呢？

"该减重多少千克""每个月应该减几千克"这种事情，对你的健康有非常重要的影响。减肥的目标怎么定，应该看你自己的身体情况。这个在《超重或肥胖人群体重管理专家共识及团体标准（2020）》中有科学的推荐。

先让我们来学习一个概念，叫"体重指数"，也叫"体质指数"，即BMI（body mass index）。体质指数一般适合18～65岁的人士使用，儿童、发育中的青少年、孕妇、乳母、老人及肌肉发达者除外。其计算公式如下：

体质指数（BMI）＝体重（千克）÷身高（米）^{2}

按照体质指数，可以大致判断一个人超重或肥胖的程度。大家可以根据表1-1计算一下自己的体重是否正常。

表1-1　体质指数（BMI）对照表

体重状况	BMI（千克/米^2）
体重过轻	＜18.5
体重正常	18.5～23.9
超重	24～27.9
肥胖	≥28

因为人的体重既包括身体脂肪的重量，也包括骨骼、肌肉等非脂肪组织的重量。对大多数人来说，BMI的增高可以从一定程度上反映体内脂肪的增加；但是对于运动员和健体爱好者等体内肌肉比例高的人——就像我们日常说的"这个人长得很结实"，BMI偏高不一定意味着肥胖。

如果你是超重或肥胖患者，可以根据表1-2看一下自己的体重管理目标和临床目标。

表1-2　超重或肥胖患者的体重管理目标及临床目标

诊断			体重管理目标	临床目标
超重或肥胖分期	体质指数（千克/米^2）	伴发疾病		
0期	24～27.9	无	预防体重增加减轻体重	预防肥胖相关疾病
1～3期	≥28	无	减轻体重预防体重增加	预防肥胖相关疾病

诊断			体重管理目标	临床目标
超重或肥胖分期	体质指数（千克/米²）	伴发疾病		
	≥24	代谢综合征	减重10%	预防2型糖尿病
		糖尿病前期	减重10%	预防2型糖尿病
		2型糖尿病	减重5%～15%或更多	降低糖化血红蛋白值 减少降糖药的用量 减轻糖尿病症状
		血脂异常	减重5%～15%或更多	三酰甘油降低 HDL-C升高 LDL-C降低
		高血压	减重5%～15%或更多	降低收缩压和舒张压 减少降压药用量
		单纯非酒精性脂肪性肝病	减重5%或更多	减少肝细胞内脂质
		非酒精性脂肪性肝病	减重10%～40%	减轻炎症 减轻肝纤维化症状
		多囊卵巢综合征	减重5%～15%或更多	改善排卵 改善月经情况 减轻多毛症状 提高胰岛素敏感性 降低血清雄激素指标
		女性不孕症	减重10%或更多	改善排卵 怀孕且成功生育
		睡眠呼吸暂停综合征	减重7%～11%或更多	改善总体现状和相关各项指标
		骨关节炎	减重≥10%	改善总体症状 提高功能

注：HDL-C为高密度脂蛋白胆固醇，LDL-C为低密度脂蛋白胆固醇。

参照上面的表格，我们用本文开头提到的例子计算一下。身高165厘米，体重56千克，BMI=56÷1.65^2=20.57（千克/$米^2$），所以之前那位女生的体重是非常健康的。

可是身高180厘米，体重100千克的那位男士，BMI=100÷1.8^2=30.86（千克/$米^2$），这个BMI已经属于肥胖了。

所以，如果要判断自己减肥减到多重合适的话，一定要以健康的BMI为标准。BMI在18.5～20.9之间，属于正常偏瘦；BMI在21～23.9之间，属于正常偏胖。我们一般把BMI控制在21左右是非常合适的。

2. 如何正确测量体重

测量体重有方法，那么，怎么准确地测量体重就很有必要讲一讲了。

首先，你需要准备一台体重秤。现在市面上的体重秤一般都是电子的，价格也很便宜，一般质量也都靠谱，毕竟是个简单的东西嘛。

其次，就是掌握称体重的时机了。

人的体重在一天之内的波动是非常大的，同一个人的体重在一天之内的不同时刻可以相差1千克以上。影响体重的因素包括是否刚吃完饭或者是否刚喝完水等，睡觉前后、大小便前后的体重也有很大的差异。

另外，女生的生理周期也会影响体重。女生经常会发现，有些天体重突然变轻了，而有的时候明明没有多吃，体重却莫名其妙地增加了。女生们不必为了这点体重波动影响情绪，这其实都是跟体内的雌激素有关。一般来说，经期前1周左右，受激素变化的影响，体内水分滞留得会比较多，这时体重会增加；而其他时间体内水分会恢复到正常水平，特别是经期后1周，一般代谢会稍快，体重的变化也会大一些。所以有的女生在一个生理周期中可能会有0.5～3千克的体重波动，但这都不能反映减肥效果的好坏。

所以，**最好是在早上起来空腹、排便后、只穿内衣的情况下测量体重。**如果做不到，就在每周的同一时段、相同环境及身体状况下测量。

建议每周测量一次体重，不要太频繁地测体重。以前我们宿舍有个女生，每天要称好几次体重。哪天体重一增加了，她就垂头丧气，特别受打击。要记住，偶尔一天的体重波动是正常的，也是可以接受的，不要被一点点的体重变化打击。身体的代谢也是一个比较缓慢的过程，不是一蹴而就的，所以不要因为一天的体重增加就垂头丧气。因此，我不建议大家每天称体重，或者频繁称体重。一周一次最合适，更能清晰地反映体重变化的趋势。

3. 测量腰围也有用

测量腰围也是一个常用的判断肥胖的方法，尤其是中心型肥胖的判断标准（表1-3）。而且对肌肉结实、经常运动的人来说，测量腰围、臀围、腿围等围度，更能衡量身体的变化情况。

表1-3　成人中心型肥胖的分类标准

分类	腰围（厘米）	
	男性	女性
中心型肥胖前期	85～89.9	80～84.9
中心型肥胖	≥90	≥85

测量腰围只需要用一根软尺。方法是被测人站立，双脚分开25～30厘米，平稳呼吸，用一根没有弹性、最小刻度为1毫米的软尺，放在腋中线髂骨上缘与第12肋下缘连线的中点，沿着水平线绕腹部一周，紧贴皮肤但不要压迫皮肤。

经常有人问我："老师，我最近控制了饮食又增加了锻炼，可是总不掉秤，怎么办呢？"

这个时候千万不要灰心丧气，你可以看看你的腰围是不是减小了。如果腰围减小了，体重没变，那么恭喜你，你这可是减肥的最好效果！说明你的肌肉增加了，体脂减少了。因为肌肉密度

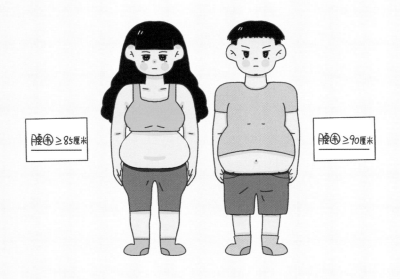

大，更重，体积小；脂肪体积大，但是更轻，密度小。如果身形变得纤细了，体重还没变，就是肌肉增加、脂肪减少的结果哦！

4. 我每周该减多少千克？是减得越快越好吗

　　许多人总是刚下了减肥的决心，就开始昏天黑地饿几天，恨不得几天之后就变成完美的"魔鬼身材"。可是我要提醒你们，减肥不是减得越快越好，减肥需要有一个健康的速度。

　　我们要知道，减肥的速度是因人而异的。当然，你吃了多少食物，走了多少路，做了多少锻炼，干了多少体力活动都会影响你的减肥速度，但是减肥的速度也是和基础体重、身体成分、代谢模式、疾病状况等很多因素有关的。

一般来说，体重越大的人，刚开始的减肥速度越快。100千克体重的人一个月减 7.5 千克，和一个 60 千克体重的人一个月减 7.5 千克，完全不是一个概念，难度不同，对身体的伤害也是不同的。

对于大部分只需要减轻 5 ~ 10 千克体重的人来说，最理想的减肥速度，就是一周最好减 0.5 千克，不要超过 1 千克。

安全的减肥速度：每周减轻的重量不超过体重的 1% ~ 2%。

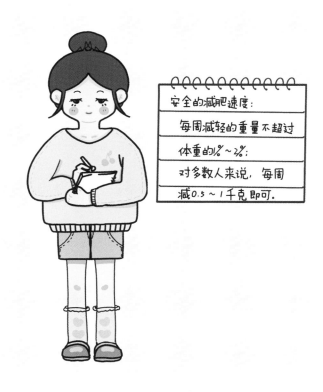

安全的减肥速度：
　　每周减轻的重量不超过
体重的 1% ~ 2%；
　　对多数人来说，每周
减 0.5 ~ 1 千克即可.

5. 为什么减肥不能减太快呢？慢速减肥有哪些好处

☑ **好处1：可持续性好，避免食欲失控。**

如果要求一下子迅速减轻体重，势必每天就只能吃特别少的食物，每天都在饥饿中度过。饿到一定程度，人就会丧失理性。那些原来你看都不想看的高油、高糖、高淀粉类食物，饿了之后都会诱惑无穷，让你控制不住地暴食，结果没几天就把靠节食饥饿减的体重补回来了。真是"辛辛苦苦饿几天，一吃回到节食前"。

而如果按照科学的减肥速度，慢慢地稳定地减肥，情况就不大一样了。比如一个月减1.5千克的速度，不需要少吃太多东西，不会整天饥肠辘辘、无精打采、做梦都想着食物，身体没有什么不愉快的感觉，就可以坚持很长时间。

☑ **好处2：不容易营养不良。**

迅速地减肥，一下子食物的摄入量减少太多，就算是非常专业的营养师来搭配食物，也很难做到营养摄入充足。更别说现在许多人减肥只是盲目地不吃主食，或者靠只吃水煮菜、只吃水果来减肥，这样，就更加容易导致营养不良了。

而营养不良会让你经常觉得头晕目眩，注意力不集中，严重的会出现头发脱落、"大姨妈"出走等后果。

其实，较慢的减肥速度，较小的热量缺口，再加上合理的食物搭配，就意味着每天的营养供应比较充足。同时，这样也会让身体感觉到这是热量摄入的正常波动，不是饥荒突然降临。身体的各个器官都能很好地接受这种状态，不会带来应激反应。

☑ **好处3：不容易反弹。**

减肥最怕的是什么？反弹！

那些让你"一个月瘦5千克"的快速减肥法，虽然短期内能获得很明显的体重下降，但如果不能长期坚持这种饮食模式，一旦正常吃饭，就会严重反弹。

随着年龄增长，人们越来越容易发胖，所以减肥并不是可以一蹴而就的短期行为，而是需要长期的坚持，要找到自己可以持续的方法。要不然，就会陷入"减重—反弹—再减重—再反弹"的痛苦循环中。而每次的体重反弹，往往会让人的体脂率越来越高，身体状况越来越差。两三个循环下来，你会发现自己减肥前还是一个活力满满、精力充沛的胖子，减肥后却成了一个又胖又虚、面呈菜色、萎靡不振的黄皮胖子……

健康的减肥速度，均衡营养的减肥食谱，会让人们在慢慢瘦身的过程当中，在减重不多的情况下，感受到腰腹围度的逐渐变化，以及体脂率的逐渐下降，获得越来越多的成就感和自信心。最重要的，不容易反弹。

☑ **好处4：不容易导致皮肤松弛，避免减肥后看起来苍老。**

大家有没有发现身边经常有这样的例子：这个人减肥成功

了，但是，变老了？！这是因为减肥导致了皮肤松弛。

随着年龄的增长，皮肤越来越经不起折腾，一不小心就会长皱纹。我们每天都会用各种护肤品来为皮肤提供营养，其实自内而外的营养对皮肤也相当重要。如果你通过极端的减肥方法来"节食"，势必就会大量减少营养素的摄入，损害你娇嫩的皮肤。

另外，皮肤本来是"撑"在你的身体表面的。快速减肥的确会让人的体重迅速下降，身体也迅速"小一号"，可是皮肤如果迅速收缩，就容易出现松弛和皱纹。想象一下吹胀的气球漏气的样子，你应该就明白了。尤其是随着年龄增大，皮肤弹性逐渐下降，更加容易因为减肥而产生皱纹。所以，慢速减肥可以让皮肤自然地收缩，不容易增加皱纹。

为什么减肥不能减太快呢？

1. 可持续性好，避免食欲失控。

2. 不容易营养不良。

3. 不容易反弹。

4. 不容易导致皮肤松弛，避免减肥后看起来苍老。

减肥到底是减什么

减肥到底是减什么？许多人会回答："简单啊！减体重！"其实，体重只是一个数字，那这个数字，到底减的是什么呢？

所谓减肥，应该是减"肥肉"，也就是脂肪。理论上来说，减少1千克纯脂肪，需要产生9000千卡的热量负平衡。我们推荐一个成年女性每天的能量摄入为1800～2000千卡，如果你一口饭也不吃，每天最多只能产生这么多的能量负平衡。也就是说，你不吃不喝5天，也只能减掉1千克脂肪，而这几乎是没有人能做到的！

于是，有人会问了："可是我真的是刚节食2天就瘦了0.5千克呀？这是怎么回事呢？"

那是因为，如果你用快速节食的减肥方法，减掉的并不是脂肪，而是蛋白质和水分！人在饥饿减肥的时候，或者拼命运动但饮食中的营养物质供应不足的时候，身体不仅会分解脂肪，而且会分解身体里的蛋白质。在我们的身体里，蛋白质是与大量水分结合存在着的。往往1千克蛋白质要附带着2～3千克的水，所以如果你减掉了1千克的蛋白质，会减掉3～4千克的体重。这就会比减少脂肪带来更多的体重下降。

但是你要记住：这并不是好事！因为蛋白质减少就意味着

肌肉流失。如果缺少了蛋白质，不但身体机能的运转会失常，还会损害身体的肌肉组织，让你的体形松松垮垮的不好看，皮肤塌陷，头发干枯发黄，还会让你的基础代谢下降，变成"易胖体质"！

所以，减肥的时候，不要天天都去称体重，更不要为了"掉秤快"而拼命节食。要知道，你要减掉的是脂肪，是让身体看起来臃肿的脂肪，而不是身体里重要的肌肉蛋白。

那怎么判断有没有减掉脂肪呢？方法非常简单，量一量你的腰围有没有变小？大腿围有没有变小？毕竟，匀称地瘦下来才会让你更好看。你也不会把自己体重的数值做个牌子挂在胸前对不对？

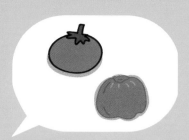

第二步

减肥必须懂点营养学

提到减肥，许多人会觉得很简单——少吃就行了！确实，只要你对自己够狠，少吃少喝就瘦下来了。但是，这种不懂营养学的减肥方法，会带来特别大的问题！

所以，请你一定要耐心看完这本书接下来的内容，学习一点"减肥的营养学"，跟我们一起健康地减肥。

盲目节食减肥对身体非常不友好，不但会让身体变得越来越松垮，还容易脱发、贫血等，甚至会影响胃肠功能，降低身体抵抗力，久而久之还可能患上厌食症，影响女性的内分泌功能，实在是得不偿失。

盲目节食减肥的后果

- 让你成为易胖体质
- 身体变得越来越松垮
- 无法有效抵抗细菌和病毒的侵袭
- 出现贫血和浮肿
- 皮肤枯槁、脱发、指甲发脆
- 肠胃受损，消化吸收不良
- 影响女性的内分泌功能，会导致月经不规律，甚至绝经
- 严重营养不良，身体机能衰竭
- 患上厌食症、贪食症、暴食症等进食障碍问题
- 体重反弹严重

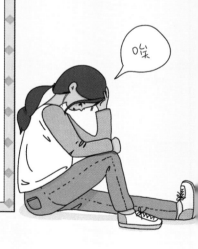

很多人认为，肥胖就是营养过剩，减肥应当减少营养摄入。其实这是一个误区。不能把肥胖简单地归结为营养过剩，盲目节食减肥的后果往往是越减越肥。

肥胖是代谢紊乱的结果，有的胖子"营养过剩"，也有的胖子"营养不良"，而他们都有一个共同点——"营养不均衡"。也就是说，可能某些营养素摄入过多，而某些营养素又摄入不足。有研究结果显示，肥胖人群的矿物质和维生素的摄入量处于一种相对缺乏的状态。因此，**肥胖者应该减少饱和脂肪酸、糖类食物的摄取，保证足量的高质量蛋白质的摄入，适当补充多种矿物质与维生素**，这样有助于降低体重、体脂率、血压和血脂水平，促进脂肪代谢并提高机体的代谢水平。

能量实现负平衡

1. 永远记得能量守恒

能量守恒定律：能量既不会凭空产生，也不会凭空消失，它只会从一种形式转化为另一种形式，或者从一个物体转移到其他物体，而能量的总量保持不变。

这是我们在初中物理课上就学过的自然界的普遍规律之一。

摄入能量 > 消耗能量：体重增加

摄入能量 < 消耗能量：体重减轻

所以记住，不论怎样，要达到减肥的目的，就需要你摄入的能量少于消耗的能量，这样造成能量的负平衡才能让身体动用你的脂肪来燃烧能量，填补"空缺"。

怎么达到"能量空缺"呢？有两个途径。

首先，就是减少摄入的能量。身体摄入能量只有一个来源，那就是食物。所以，怎么吃非常重要，关于吃我们在后面会详细地说。

其次，就是增加能量消耗。人体的能量消耗主要有以下三个方面。

第一，基础代谢。

基础代谢是维持人体最基本的生命活动所必需的能量消耗。说直白点就是，你空腹躺着啥都不干、啥都不想的时候消耗的能量。这部分能量是人体能量消耗的主要部分，基本上占人体总能量消耗的60%～70%。为什么有人"躺着都能瘦"，很大程度上是因为他这部分能量消耗得比较多。

说到这里不得不提一个词，就是基础代谢率（BMR），代表着人体处于基础代谢状态下，每小时每平方米体表面积消耗的能量。

基础代谢率的高低受哪些因素影响呢？

① 体形和机体构成：体表面积越大，瘦体重越多，能量消耗越多。

② 年龄：儿童生长发育快，所以BMR较高；人到了30岁以后，每10年BMR降低约2%，60岁以后会降低更多。

③ 性别：女性的体脂率往往比男性高，所以BMR一般会比男性低。不过女性在孕期和哺乳期因为需要合成新的组织，BMR会升高。

④ 内分泌：甲状腺素、肾上腺素的分泌量会影响BMR的高低。

⑤ 应激状态：发热、创伤、心理应激，以及气候、睡眠、情绪变化等都会影响到BMR。

第二，身体活动。

这部分占人体总能量消耗的15%～30%。看到了吗？跟我们想象中比，并没有那么多。所以，不要以为你跑了个步就有资格胡吃海塞了，也不要总是问我："为什么我这几天锻炼了并没有瘦呢？"要瘦必须要控制饮食，要少吃才行，并不是稍微增加一点运动量就可以的。

当然，不是刻意的锻炼健身才算身体活动，日常的骑车、走路，以及拖地、洗衣服等做家务也算是身体活动，如果你的工作需要多走来走去，都是会多消耗能量的。

第三，食物热效应。

食物热效应也叫食物特殊动力作用。因为食物被吃进肚子里后，要把它们消化成可供身体吸收的小分子，然后运输到身体的各个细胞才能进行合成代谢，所以身体也是很累的，也是

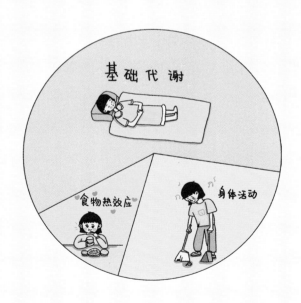

需要消耗能量的。

　　不同营养素的食物热效应是不同的。一般来说，碳水化合物的食物热效应是5%～10%；脂肪是0～5%；蛋白质最高，为20%～30%。可见，蛋白质的食物热效应最高，碳水化合物次之，最低的是脂肪。

　　按照一般人的混合膳食模式，这部分额外增加的能量消耗，相当于基础代谢的10%。

2. 每天该少摄入多少能量

　　一般来说，我们可以根据理想体重来确定每日的能量摄入量。理想体重的计算公式如下。

男性的理想体重（千克）= [身高（厘米）−100]×0.9

女性的理想体重（千克）= [身高（厘米）−100]×0.85

　　每日所需总能量 = 理想体重（千克）× 每千克理想体重所需能量。每千克理想体重所需要的能量则根据每个人的活动量多少而有所不同，一般卧床的人为15千卡/千克体重，轻体力活动的人为20～25千卡/千克体重，中体力活动者为30千卡/千克体重，重体力活动者为35千卡/千克体重。

　　一般来说，如果需要每周减少0.25～0.5千克脂肪，就需要每天减少250～500千卡的能量摄入。

要注意，能量摄入不是越少越好。对能量摄入的控制程度因人而异，但一般总体需要控制在1000～1500千卡的范围内，同时还需要坚持体育锻炼，增加能量的消耗。

3. 出现平台期怎么办

减肥是个动态的过程，能量的摄入也需要不断地调整。如果身体已经适应了目前的低能量摄入，基础能耗就会相应降低，如果还采取同样的能量摄入，往往在控制饮食后1～2个月就会出现体重停滞不降的"平台期"。

出现平台期怎么办呢？除了适量增加运动来消耗能量之外，还需再次调整能量的摄入。一般减少能量摄入的程度要控制在每次100千卡以内，每2个月调整1次，直至体重降至目标体重。

4. 哪些食物的能量低

食物中含有各种各样的营养素，吃食物能够让人体摄入能量，正是因为食物中所含的这些营养素产生了能量，才能够满足人体的需要，维持人的正常生活。要知道，并不是所有的营养素都会产生能量的。只有三种营养素能产生能量，它们也叫"产热营养素"或者"产能营养素"，即蛋白质、碳水化合物和脂肪。

1克蛋白质能产生4千卡能量。

1克碳水化合物能产生4千卡能量。

1克脂肪能产生9千卡能量。

所以，不含有蛋白质、碳水化合物和脂肪的物质，能量就为零，比如白开水；含有蛋白质、碳水化合物和脂肪越少的食物，能量就越低；而含有脂肪很多的食物，能量往往非常高。

对于减肥人士来说，在生活中我们可以多吃一些能量低的蔬菜，具体可参考表2-1。

表2-1　能量低的蔬菜

蔬菜	能量（千卡/100克）
大白菜（均值）	1.5
油菜（小）	1.3
娃娃菜	1.8
西蓝花	4.1
芥蓝	2.8
胡萝卜	1.7
生菜	1.3

但是，我要提醒大家，并不是能量越低的食物就越好。因为蛋白质、脂肪、碳水化合物都是对身体有重要作用的营养素，如果只吃能量低的食物，就很容易造成营养不良，带来一系列的健康问题。这些问题包括精神不振、头晕目眩，也包括肌肉流失、骨质流失、皮肤松垮、头发脱落、面色发黄，甚至

还会导致焦虑、抑郁、暴食等一系列的心理问题。

所以，要想科学减肥，就要合理地搭配饮食。

5. 了解食物的"营养密度"

前面说了，能量低的食物有可能营养素的含量也不够，那怎么来判断够不够呢？营养学中有一个概念叫"营养密度"。

若每单位重量或单位能量中所含的营养素种类比较多，营养素的含量也比较高的食物，就是营养密度高的食物，比如蔬菜、水果、全谷物、低脂肉类等。这也是我们常说的"有营养"的食物。

如果有些食物在同样单位重量或单位能量中所含的营养素种类很少，营养素的含量也很少，但是能量很高。那就说明这种食物可能是在制作的过程中加入了大量的脂肪、糖类等，让营养素占的比例变小了，比如甜饮料、糖果、炸薯条等。这就是我们常说的"垃圾食品"，要少吃了。

因此，**在减肥时，我们要选择营养密度高的食物。**

6. 把握"能量时差"

有这样一个研究，给基础体重接近的两组人每天吃一样多的食物，一组人早上吃的食物热量更高，另一组人晚上吃的食物热量更高。结果到试验结束时，晚上吃高热量食物的人增加的体重更多。这告诉我们，掌握进食的"能量时差"也是有作用的。相同的食物在一天中的不同时间进食会产生不同的结果。

一天中，人体新陈代谢的高峰时间在上午的8～12点，到了晚上新陈代谢就会变慢。所以说，早上是人体生理活动最强的时候，晚上是生理活动最弱的时候。如果在新陈代谢较慢的时候进食高热量的食物，就容易导致脂肪的堆积。

因此，早上吃高热量的食物，是更容易被消耗掉的。如果你特别想吃一点甜食，比如巧克力、奶油蛋糕，可以适当地放到早餐来吃。

一定要记住哦：**吃饭也可以掌握"时机"，把高热量的食物放到早上吃，晚上的能量摄入要少一些。**

- ☐ 早晨的生理活动比下午强，下午又比晚上和夜间强。
- ☐ 人体每日新陈代谢的高峰时间在上午的8～12点。
- ☐ 在新陈代谢较慢时进餐，更可能引起脂肪的堆积。
- ☐ 晚上进食多比上午进食多更容易增长体重。

低糖相当重要
——碳水化合物要怎么吃

低糖，指的是低添加糖和低升糖指数。

1. 糖是什么？糖就是碳水化合物吗

"唉，我今天又暴碳水了……"

"我爱碳水！绝了！"

减肥或者健身的人，对"碳水"这个名词肯定不陌生。所谓碳水，就是指碳水化合物。那么，碳水化合物到底是什么呢？碳水化合物真的是减肥的大敌，是破坏身材的洪水猛兽吗？

碳水化合物（carbohydrate,CHO）是由碳、氢、氧三种元素组成的有机化合物，因为分子式中氢和氧的比例恰好与水相同（2∶1），就像是碳和水的化合物，因而得名。碳水化合物是人体必需的产能营养素之一，是人类膳食能量的主要来源。

可以认为，广义的糖类就是碳水化合物。世界卫生组织和联合国粮农组织将碳水化合物分为三类：糖、寡糖和多糖（如下图）。其中，糖包括单糖、双糖以及单糖还原的产物——糖

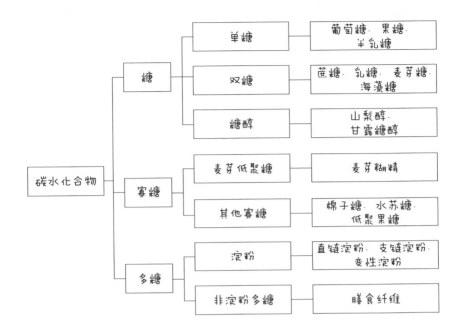

醇；寡糖又称低聚糖，其聚合度为3～9；多糖则为聚合度
≥10的碳水化合物。

食物中的碳水化合物经消化吸收，在体内转化为葡萄糖，
然后通过氧化分解为身体提供能量，之后合成糖原或转变为脂
肪。不同碳水化合物的吸收利用率是不同的，有些难以消化的
碳水化合物仅能为身体提供少量的能量。

人类食物中含碳水化合物最多的是淀粉，主要来自谷物类
和薯类食物。

单糖和双糖的主要食物来源是糖果、甜点、甜味水果、含糖饮料和蜂蜜等。

2. 高糖饮食有什么危害？低糖饮食又是什么

现在特别流行"低糖"或者"戒糖"饮食，尤其是在许多明星的带领下，人们都趋之若鹜。不过，许多人却搞错了低糖的意思，**低糖并不是指不吃所有的碳水化合物，而是指少吃高血糖生成指数的食物**。如果只是片面地把"低糖"理解成不吃米饭、面条等主食，我们的身体就会严重缺乏能量，从而导致营养不良。

先来了解一下，血糖是从哪里来的？

食物经消化吸收之后，食物中的糖和淀粉（统称为碳水化合物）会转变成葡萄糖，最后到达血液。血糖，也就是血液中葡萄糖的浓度。一般用血糖生成指数（glycemic index，GI，简称血糖指数）来评价含碳水化合物食物的餐后血糖反应，即食用一定量（通常为50克）的食物升高血糖的效应与相当量的标准食品（通常为50克葡萄糖）升高血糖的效应之比。高GI的食物进入肠道后消化快、吸收好，葡萄糖会快速释放进入血液，导致血糖快速上升，在达到一个较高的峰值后又迅速下降。GI值在55（含）以下的食物为低GI食物，55～70之间为中GI食物，而GI值在70（含）以上就是高GI食物了。

3. 高 GI 饮食的危害

　　碳水化合物在体内被分解成葡萄糖，进入血液，血液中的葡萄糖（血糖）浓度上升，刺激胰腺分泌胰岛素。胰岛素会回收葡萄糖，运往全身细胞，从而降低血糖。部分葡萄糖被用于提供人体必需的能量，而多余的、没有被人体利用的葡萄糖就会变成脂肪储存起来——日积月累，就会导致肥胖。

　　膳食的GI值越高，意味着餐后血糖上升得就越快，从而促使人体分泌大量胰岛素，这又会导致血糖急剧下降。血糖下降到一定程度，人就又会感到饥饿。所以**高GI的饮食，不仅会让你"吃得多"，还会让你"饿得快"。**

　　如果实施的是低GI饮食，血糖就会平缓上升或者平缓下降，也不会刺激胰岛素大量的分泌，不会过多地囤积身体脂肪。

　　为什么高GI饮食会让人发胖呢？

　　在现代社会，高GI的食物，往往意味着是高度加工的碳水化合物。当人们吃下这些食物时，身体会增加胰岛素的分泌并抑制胰高血糖素的分泌，反过来就会给脂肪细胞发出信号，让它们储存更多的能量，从而使提供给肌肉和其他代谢活跃组织的能量减少，导致大脑感知到身体没有获得足够的能量，又发出了饥饿信号。此外，代谢水平可能会在身体试图保存能量的过程中减慢。因此，即使我们已经获得了多余的脂肪，可能仍会感觉饥饿。

一些营养专家认为，在当今肥胖人数如此之多的情况下，不仅要考虑我们吃了多少，还要考虑我们吃的食物如何影响着身体的激素和代谢，这样才有利于身体健康。

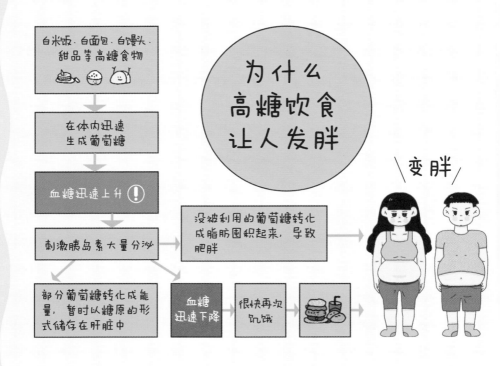

4. 执行"低糖饮食"应该怎么吃主食

前面已经说过，低糖饮食并不意味着简单粗暴地不吃主食。主食一定要吃，但是一定要科学地吃：吃"低糖"主食。那么，怎么吃低糖主食呢？要掌握以下6个要点。

要点1：选对主食种类，多吃全谷物和杂豆类。 提到主食，不要只想到精米白面，比如米饭、面条、馒头等。全谷物、杂豆类和薯类食物也是主食，比如燕麦、荞麦、藜麦、糙米、大麦、青稞、绿豆、红豆、芸豆、山药、红薯、紫薯等。而全谷物、杂豆类的血糖指数就比精米白面低得多。

要点2：选择膳食纤维丰富的，耐咀嚼的。 膳食纤维能延缓淀粉的消化速度，平缓餐后血糖。比如，同样是粗粮，煮红小豆的血糖指数为25，而小米饭的血糖指数则为71，可见含膳食纤维丰富且耐咀嚼的红小豆就比小米饭的血糖指数低很多。

要点3：选择少加工的，尽量接近原始状态的。 燕麦米是整颗的燕麦颗粒，而即食燕麦片是燕麦经预熟之后制成的片状产品。用燕麦米煮的燕麦饭的血糖指数为42，而用即食燕麦片做成的即食燕麦粥的血糖指数则高达79。

要点4：避免食物状态过于精细。 越好消化的主食，其中的淀粉转变成葡萄糖被吸收入血液的速度就越快，血糖指数就会越高。同样的食材，在煮成粥、打碎熬烂成糊糊之后，血糖指数会大幅上升。

要点5：搭配含蛋白质和膳食纤维丰富的食物一起食用，能降低升糖速度。 在吃米饭的同时，搭配肉类和蔬菜一起吃，升糖速度就会下降。而且最好是先吃蔬菜，再吃点肉，最后吃主食。

要点6：烹饪方法要健康。 在保证主食尽量被少加工、少做成糊糊的同时，也要避免用大量的油来烹调。比如，把面粉做成油饼，虽然血糖指数降低了，但是油中含有大量的脂肪，对减肥会更加不利。

5. 常见食物的 GI 值

在减肥过程中，大家可以根据食物的GI值来挑选食物。尽量选择低GI食物，适量选择中GI食物，少选择高GI食物。

低GI食物： GI值小于55（含）。

中GI食物： GI值在55～70之间。

高GI食物： GI值在70（含）以上。

常见食物的GI值参考表2-2。

表2-2 常见食物的血糖生成指数（GI）表

糖类			
食物名称	GI	食物名称	GI
葡萄糖	100	绵白糖	84
蔗糖	65	果糖	23
乳糖	46	麦芽糖	105

食物名称	GI	食物名称	GI
蜂蜜	73	胶质软糖	80
巧克力	49	方糖	65

谷类及其制品

食物名称	GI	食物名称	GI
面条（小麦粉，硬，扁粗）	46	面条（硬质小麦粉，加鸡蛋，粗）	49
面条（硬质小麦粉，细）	55	面条（挂面，全麦粉）	57
面条（挂面，精制小麦粉）	55	馒头（全麦粉）	82
馒头（精制小麦粉）	85	馒头（富强粉）	88
烙饼	80	油条	75
稻麸	19	大米饭（籼米，糙米）	71
大米粥	69	大米饭（籼米，精米）	82
大米饭（粳米，糙米）	78	黑米饭	55
大米饭（粳米，精米）	90	糯米饭	87
速冻米饭	87	黑米粥	42
大米糯米粥	65	大麦粉	66
大麦（整粒，煮）	25	玉米（甜，煮）	55
黑麦（整粒，煮）	34	玉米面粥	50
玉米面（粗粉，煮）	68	玉米饼	46
玉米糁粥	51	玉米片（高纤维，市售）	74
玉米片（市售）	79	小米粥	60
小米（煮）	71	荞麦（黄）	54
米饼	82	荞麦面馒头	67
荞麦面条	59	莜麦饭（整粒）	49
燕麦麸	55	燕麦饭（整粒）	42

食物名称	GI	食物名称	GI
白面包	75	全麦面包	74
薄煎饼	52	乌冬面	55
意大利面（全麦）	48	意大利面（精制面粉）	49
饼干（小麦片）	69		

薯类及其制品

食物名称	GI	食物名称	GI
马铃薯	62	马铃薯粉条	13.6
甘薯（山芋）	54	炸薯条	60
藕粉	33	甘薯（红，煮）	77
山药(薯蓣)	51	雪魔芋	17
芋头(蒸芋艿、毛芋)	48	苕粉	35

豆类及其制品

食物名称	GI	食物名称	GI
黄豆（浸泡）	18	豆腐干	24
豆腐(冻)	22	豆腐(炖)	32
黄豆挂面(有面粉)	67	绿豆挂面	33
绿豆	27	扁豆	38
扁豆(红，小)	26	扁豆(绿，小)	30
鹰嘴豆	33	鹰嘴豆(罐头)	42
蚕豆(五香)	17	豌豆	42
四季豆	27	四季豆(高压处理)	34
芸豆	24	黑豆汤	46
鲜青豆	15		

蔬菜

食物名称	GI	食物名称	GI
甜菜	64	胡萝卜	71
南瓜(倭瓜、番瓜)	75	胡萝卜(煮)	39
芦笋	15	西蓝花	15
菜花	15	芹菜	15
黄瓜	15	茄子	15
生菜	15	莴笋	15
番茄	15	青椒	15
菠菜	15		

水果类及其制品

食物名称	GI	食物名称	GI
苹果	36	梨	36
桃	28	草莓	29
桃(罐头,含糖浓度低)	52	桃(罐头,含糖浓度高)	58
杏干	31	杏(罐头,含淡味果汁)	64
李子	24	樱桃	22
葡萄	43	葡萄干	64
柑(橘子)	43	猕猴桃	52
芒果	55	柚子	25
香蕉	52	菠萝	66
西瓜	72	芭蕉(甘蕉、板蕉)	53
枣	42	哈密瓜	70

种子类

食物名称	GI	食物名称	GI
花生	14	腰果	25

牛奶及其制品

食物名称	GI	食物名称	GI
牛奶	27.6	牛奶(加糖和巧克力)	34
脱脂牛奶	32	全脂牛奶	27
酸乳酪(普通)	36	低脂奶粉	11.9
酸乳酪(低脂)	33	老年奶粉	40
冰淇淋	51	酸奶(加糖)	48
豆奶	19	酸奶(水果)	41

速食食品

食物名称	GI	食物名称	GI
大米(即食，煮1分钟)	46	大米(即食，煮6分钟)	87
小麦片	69	风味燕麦片	83
荞麦方便面	53	汉堡	61
面包(粗面粉)	64	面包(全麦粉)	69
面包(小麦粉,高纤维)	68	面包(黑麦粉)	65
面包(45%～50%燕麦麸)	47	面包(小麦粉，去面筋)	70
面包(混合谷物)	45	燕麦粗粉饼干	55
油酥脆饼干	64	高纤维黑麦薄脆饼干	65
苏打饼干	72	小麦饼干	72
华夫饼干	76	酥皮糕点	59
膨化薄脆饼干	81	爆米花	55

饮料类

食物名称	GI	食物名称	GI
苹果汁	41	水蜜桃汁	33

食物名称	GI	食物名称	GI
柚子果汁(不加糖)	48	菠萝汁(不加糖)	46
橘子汁	57	橙汁（纯果汁）	50
啤酒	66	可乐	40

6. 想吃甜食怎么办

爱吃甜食的嗜好就像写在人类的基因里一样——人类天生爱吃甜。因为对远古人类来说，甜的食物意味着高能量，也意味着安全。但是在现代社会，甜食就成了健康的负担。如果减肥中戒糖太久，馋甜食了怎么办呢？

要点1：选择天然甜味的食物。比如GI值较低的水果，如李子、樱桃、草莓、苹果、梨、桃等；一些带甜味的其他食物，比如南瓜、红薯等也可以提供天然的甜味，但是往往淀粉含量比较高，吃了它们，要适当减少主食的量。另外，果干也可以吃，但是要少吃，比如葡萄干、红枣等因为去除了大部分的水分，所以糖分会大量浓缩，适当吃一点点是可以的，但是不能多吃。

要点2：适量选择代糖。可以自己做一些健康的甜品或者饮料，用代糖来提供甜味。代糖也就是甜味剂，它们有的不含能量，有的含有低能量；有的安全性高，有的安全性低一些。在日常食用时，可以参考表2-3来选择。

　　表中有多种糖和甜味剂的相对甜度。甜度即甜味的强弱，通常以蔗糖为基准物。从甜味剂的营养特性和安全性考虑，**标红的区域是不建议吃的。**

表2-3　常见糖或甜味剂的相对甜度

种类	糖或甜味剂	相对甜度
食用糖 （具有一定能量）	蔗糖	1.0
	果糖	1.2
	葡萄糖	0.7
	乳糖	0.4
	转化糖	0.8
	焦糖	0.9
	高果糖玉米糖浆	1.0
食用糖替代品 （低能量）	山梨醇	1.0
	甘露醇	0.6
	乳糖醇	0.5
	麦芽糖醇	0.8
	木糖醇	0.8～1.0
合成甜味剂 （不含能量）	糖精（低毒）	300
	安赛蜜	200
	蛋白糖	2000～3000
	甜味素	200
	三氯蔗糖（蔗糖素）	600
	甘素	250

种类	糖或甜味剂	相对甜度
天然甜味剂 （不含能量）	甘草甜味料	50
	叶甜素	400
	甜菊苷	100～300
	莫内林	1500
	非洲奇果蛋白	1000

7. 食物的 GI 值越低就越好吗

GI值低的都是好食物吗？当然不是。

一般来说，摄入碳水化合物能比较直接地生成血糖，所以碳水化合物含量越少的食物GI值就越低，没有碳水化合物的食物GI值就是零。比如各种肥肉、油脂等，都是没有碳水化合物的，但是因为它们的脂肪含量很高，食用并不利于减肥。

再比如，一颗土豆，如果是煮土豆，它的GI值是66；但如果是炸土豆片，GI值只有60。为什么会出现这种情况呢？就是因为炸土豆片的脂肪含量高导致的。所以，也不能单纯地只看食物的GI值，还要看它的能量、脂肪含量和烹调方法。

所以有必要再重复一遍，减肥除了要控制血糖指数，更重要的是要产生能量负平衡，即摄入能量要小于消耗能量。而1克脂肪产生的能量，是1克碳水化合物的2.25倍！

永远记得低脂肪，
且要选择好脂肪

1. 脂肪要控制食用，但也不能少

前面说了，脂肪是食物中产热能力最强的营养素，1克脂肪产生的能量是等量蛋白质和碳水化合物产能的2.25倍。于是减肥的人都特别害怕脂肪，吃什么都要"零脂肪""无油"。但实际上，脂肪非常重要，完全不吃可是不行的！

脂肪的作用

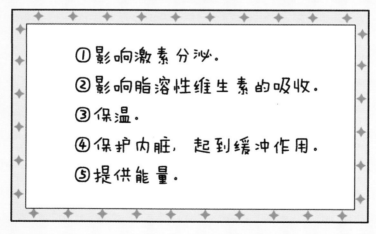

①影响激素分泌。
②影响脂溶性维生素的吸收。
③保温。
④保护内脏，起到缓冲作用。
⑤提供能量。

2. 这种脂肪需要吃

脂肪是由甘油和脂肪酸组成的，脂肪酸包括饱和脂肪酸和不饱和脂肪酸。

ω-9系列脂肪酸（单不饱和脂肪酸）和ω-3系列脂肪酸，都是减肥人群需要摄入的。

ω-9系列脂肪酸主要在橄榄油和茶籽油中含有，这种脂肪酸对高温比较稳定，在高温下不容易被分解氧化，比较适合中式烹调，烹调的时候油烟也比较少。不过要注意，如果购买的橄榄油是特级初榨橄榄油，就不要用高温烹调了，否

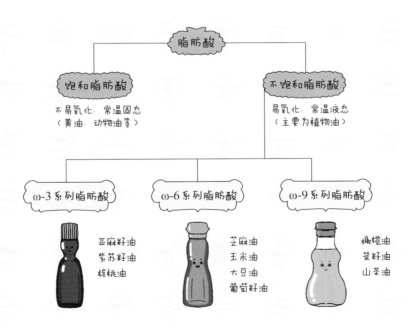

脂肪酸

饱和脂肪酸　　　　　　不饱和脂肪酸

不易氧化·常温固态　　　　易氧化·常温液态
（黄油·动物油等）　　　　（主要为植物油）

ω-3系列脂肪酸　　　ω-6系列脂肪酸　　　ω-9系列脂肪酸

亚麻籽油　　　　　芝麻油　　　　　橄榄油
紫苏籽油　　　　　玉米油　　　　　菜籽油
核桃油　　　　　　大豆油　　　　　山茶油
　　　　　　　　　葡萄籽油

则会损失掉橄榄油中宝贵的酚类活性物质等抗氧化成分。

ω-3系列脂肪酸主要在亚麻籽油、紫苏籽油中含有，但是它们非常不耐高温，只能用来做凉拌菜，或者直接拌在食物中（比如酸奶拌亚麻籽油）食用。

3. 减少烹调用油，合理烹调

虽然有的食用油对身体健康有好处，但是我们仍然要关注到一个重要的前提：油是脂肪含量高达99%以上的食物！而脂肪是产生能量最高的营养素。因此，减肥的时候，油脂是需要严格控制的，是要少吃的。那么，怎么做到少油烹调呢？下面给大家提供7个办法。

①**烹饪时多用蒸、煮、炖、焖、凉拌等方式，少吃炒菜，拒绝油炸、油煎、红烧。**比如吃鸡蛋，不吃炒鸡蛋，改成蒸鸡蛋羹、水煮蛋、荷包蛋。红烧鱼改成清蒸鱼，红烧鸡改成白斩鸡，红烧茄子改成清蒸茄子。这样做起来用油少也会很好吃。

②**炒菜之后控油。**炒好菜把菜锅斜放2～3分钟，让菜里的油流出来，然后再装盘。青椒、豆角、莴笋之类的蔬菜不易吸油，非常适合这种方法。

③**做凉拌菜最后放油。**在做凉拌菜的最后一步放一勺香油或橄榄油，然后马上食用。这样油的香气可以有效地散发出

来，食物也还没有来得及吸收油脂，这样吃凉拌菜摄入的油脂自然也就少了。

④**喝肉汤时撇去上层油脂。**煲汤之后去掉上面的油脂。用鸡、排骨、牛腩、大棒骨等炖汤后都会出油，做好后把上面的油脂撇出来。这样就能在喝汤时减少许多油脂的摄入。

⑤**善于使用烤箱、电饼铛、空气炸锅等厨房小电器。**用这些电器烹饪来代替煎炸，可以有效地减少用油量，同时也能使食物呈现酥脆的口感。比如超市里的速冻鸡块、鸡米花等，不再用包装上建议的油炸法，而是用烤箱、空气炸锅、电饼铛等烤一下，依然香脆可口，还能"逼"出一些食材中的脂肪。

⑥**把肉煮至七成熟再炒。**把肉煮到七成熟再切片炒，这样就不必为炒肉再单独放一次油。炒菜时等到其他食材半熟时，再把肉片倒进去，不用额外加入食用油，一样很香，也不影响味道。同时，肉里面的油在煮的时候又出来一部分，煮后肉里面的脂肪总量也减少了。

⑦**少做含油主食。**除了馒头和面条，几乎各种面食在制作中都需要加入油脂，比如花卷、煎饼、千层饼、烧饼、曲奇、软面包、蛋糕等。花样米食中的炒饭、炒米粉、炸糕、麻团等也是含有油脂的。所以这些主食要少吃，要换成杂粮饭、白米饭、馒头、杂粮窝头等不额外添加油脂的主食，这样膳食中的脂肪摄入量自然会下降，而且各种烹调油的用量也能降低不少。

4. 高脂肪的零食要小心

购买包装食品，要留意看后面的营养成分表，上面都标注了脂肪的含量，脂肪含量越低的越好。遇到没有包装的零食，大致可以通过口感判断：一般越是香脆的食品，脂肪含量就越高。所以要少吃油炸香脆食品和加工的零食，如饼干、糕点、薯条、薯片等。在日常选择零食时，可以参考表2-4，避开脂肪含量高的零食。

表2-4　部分常见零食的脂肪含量

食物名称	脂肪含量（％）
巧克力蛋糕	30.4
月饼（五仁）	16.0
蛋黄酥	14.9
江米条	11.7
麻花	31.5
法式牛角面包	14.3
黄油面包	8.7
曲奇饼干	31.6
苏打饼干	7.7
薯片	48.4
雪米饼	5.5
洋葱圈	4.3
锅巴	7.6
乐芙球	45.0
爆米花	13.4

5. 下馆子，这些菜意味着高脂肪

在餐厅吃饭的时候，往往不知道菜是怎么做的，放了多少调味品，更没有营养成分表可以看。那怎么选择低脂肪的菜呢？这个时候，就需要掌握一点技巧了。

首先，出现下面5个关键词的菜，最好不要点。

关键词1："干烧"。比如干烧鱼、干烧香辣虾等。这种菜是把食材经过油炸后，再另外炝锅、加调料、添汤制作而成的。

关键词2："干煸"。比如干煸豆角、干煸肉丝、干煸土豆等。传统的干煸技法真正是"煸干"的，锅内加入少量的食用油，投入食材不断翻炒，直到食材脱水。但是，因为这种做法的制作时间长，还不好掌握火候，所以现在饭店里一般都用油炸的方法来操作。

关键词3："炸"。软炸鲜蘑、炸灌肠、干炸丸子……这就不多说了，字面上都表现出来是油炸的了。

关键词4："金沙"。比如金沙玉米、金沙虾仁、金沙炒饭、金沙南瓜（咸蛋黄焗南瓜）等。这种做法是先将食材用油炸，然后把咸蛋黄用油炒好，再跟油炸后的食材一起烹制。这类菜肴是油炸加上高油脂的蛋黄一起烹调，妥妥的"油上加油"。

关键词5："酥"。带"酥"字的菜单分两大类。一类是主食，比如榴莲酥、肉松酥、红豆酥……这些主食的酥皮里都会添加大量的饱和脂肪酸。良心一些的店家会用猪油或者黄油，但图便宜的店家可能会用含有反式脂肪酸的人造起酥油、人造黄油等来制作。这类食物中含有大量的饱和脂肪酸或（和）反式脂肪酸，不管是饱和脂肪酸还是反式脂肪酸，都是增肥利器。

还有一类是带"酥"的菜品，比如盐酥鸡、酥肉、油酥鸭等。这些菜是将食材裹上面糊等，经过油炸产生酥脆的口感。其实，你只要记住这是油炸的，就对了。

其次，有2种食材要谨慎。

谨慎食材1：茄子。 茄子本身其实是个热量很低，膳食纤维含量丰富的减脂食材。不过茄子那像海绵一样的质地特别容易吸油。下馆子点用茄子做的菜，就需要格外警惕。红烧茄子、油焖茄子、炒茄子都最好别点，因为这类菜要么是经过了油炸的工序，要么就是放入大量的油来炒（因为茄子吸油呀）。凉拌的茄子还可以考虑，比如烧椒茄子、拌茄泥之类的菜肴。

谨慎食材2：青菜。 青菜虽然不算容易吸油，但因为表面积大，也是特别容易沾上或裹上一层油的食材。餐厅里的大厨们为了让青菜青翠好看，喜欢用大量的油来烹调，导致本来说好的清炒小白菜，变成了一堆油泡着的小白菜。下馆子点青菜的时候，推荐可以点带汤的青菜，比如"上汤"某菜，或者直接来一份青菜豆腐汤也是不错的。

有利减肥的成分
——蛋白质

1. 蛋白质的作用

蛋白质是人体的重要组成部分，是一切生命的物质基础。所有生命的表现形式，本质上都是蛋白质功能的体现，因此，生命离不开蛋白质。

蛋白质主要有以下4个方面的作用。

①构成和修复组织器官。

②构成体内的生理活性物质。

③供给能量。

④蛋白质分解产生的一些活性肽类还有着特殊的生理功能，比如参与机体的免疫调节、促进矿物质吸收、降血压、清除体内的自由基等。

2. 蛋白质对减肥的作用

减重的时候需要控制饮食，碳水化合物和脂肪都要控制摄入量，蛋白质却可以比平时稍微多吃一点。

首先，蛋白质对维持机体的新陈代谢很有好处。如果摄入蛋白质不足，会造成身体肌肉流失，降低新陈代谢水平。而新陈代谢水平，就是我们日常说的"躺着就能消耗的热量"，相信大家都愿意"躺瘦"吧？要做到"躺瘦"，维持新陈代谢的水平就非常重要哦。

其次，摄入蛋白质还能够增加饱腹感。饱腹感越高，意味着吃下去东西之后，"保持不饿"的时间越长。如果把一餐中的一碗白米饭换成半碗白米饭加一块牛肉，"保持不饿"的时间就会延长很多哦。

再者，摄入蛋白质还能降低膳食的血糖指数（GI）。举个例子，单独吃馒头，GI值是85；馒头＋酱牛肉的GI值则只有49。所以只要做好搭配，"吃主食"并不是那么可怕的事情。

另外，适当增加蛋白质的摄入量，保证减重过程中的"正氮平衡"（氮的摄入量超过排出量，蛋白质的合成代谢超过分解代谢），还能降低患心血管疾病的风险，增加骨矿物质含量等。

3. 缺乏蛋白质的可怕下场

减重的时候需要控制饮食，也就是降低饮食摄入的总能量，这样就容易导致为身体提供能量的产能营养素的摄入量降低，所以蛋白质的摄入也容易不足。

蛋白质是人体细胞、组织的重要成分。如果缺乏蛋白质，人就容易生病。因为人体在对抗微生物、病毒、细菌等有害物质时会产生免疫反应，其中释放的细胞因子都是由蛋白质构成的。所以说，如果缺乏蛋白质，会对身体产生很多不好的影响。

首先，免疫系统就没法正常工作，人就更容易生病，而且生病之后，也更难康复。

其次，蛋白质缺乏会导致肌肉流失。肌肉流失不但会伤及身体本身的生理功能，还会让你的新陈代谢速度变慢，变成"易胖体质"。

再者，人体的指甲、头发、皮肤都需要蛋白质的支撑与滋养。如果缺乏蛋白质，就会出现指甲黯淡无光、头发脱落发黄、皮肤松弛等情况。

另外，缺乏蛋白质还会影响人体的内分泌功能。对女生来说，还容易出现生理期失常，严重的甚至会"大姨妈"出走。

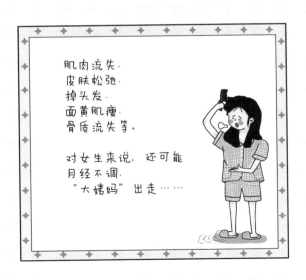

4. 如何在吃够蛋白质的情况下，脂肪摄入不超标

含有蛋白质的食物很多，但是富含优质蛋白质的食物并不是很多。优质蛋白质主要存在于动物性食品中，在植物性食品中，大豆类食品含有的蛋白质也属于优质蛋白质。

说到动物性食品，大家的第一反应肯定就是肉，其次是蛋类。但是肉里面绝对是会有脂肪的，这就需要合理地选择肉的种类。下面就让我们来了解一下不同肉类和蛋类的脂肪特点吧！

鱼虾类：脂肪含量相对较低，且含有较多的不饱和脂肪酸，有些品种的鱼富含二十碳五烯酸（EPA）和二十二碳六烯酸（DHA），对预防血脂异常和心血管疾病等有一定的作用，所以在减肥期间选择食物时，鱼虾类是可以首选的。

禽肉类：也就是鸡、鸭、鹅等肉类，它们的脂肪含量也相对较低，脂肪酸的成分也比畜肉类更好，可先于畜肉类选择。

蛋类：各种营养成分比较齐全，营养价值高，但胆固醇的含量也高，摄入量不宜过多。如果实在担心胆固醇的含量，可以少吃蛋黄，但是这样会损失一部分的维生素和矿物质。

畜肉类：也就是猪、牛、羊肉等，脂肪含量较多，尤其是饱和脂肪酸的含量较高。不过畜肉类中所含的矿物质铁比较丰富，在人体中的吸收率也较高，所以，畜肉类也要适当吃一些，但是一定要选择瘦肉。

跟瘦肉相对的就是肥肉。我们这里所讲的肥肉，通常是

指脂肪含量超过30%的畜肉，如肥猪肉、肥牛肉、肥羊肉等。这个"肥"字实际上就是指的肉中的"脂肪"。不同部位的肉，脂肪含量也不一样。以猪肉为例，里脊肉、腿肉的脂肪含量少一些，而五花肉、臀尖肉、肘子肉的脂肪含量就多一些。畜肉类脂肪的成分以饱和脂肪酸居多，猪肉中的饱和脂肪酸含量一般占35%～45%，羊肉中占45%～55%，牛肉中占50%～60%。

5. 十大优质蛋白质食物

前面说了这么多，那么哪些是蛋白质含量高、脂肪含量低的食物呢？表2-5中列举的十大优质蛋白质食物，大家可以在减肥期间多多选择。

表2-5　十大优质蛋白质食物

食物名称	平均蛋白质含量（克/100克）
牛奶	3.3
鸡蛋	13.1
鸭肉	15.5
虾（海虾）	16.8
鱼肉	18.0
鸡肉	20.3
瘦羊肉	20.5
瘦猪肉	20.7
瘦牛肉	22.6
大豆	35.0

另外，表2-6中是按照食物类别划分的蛋白质含量排名靠前的食物，大家可以按照自己的喜好适当安排哦。

表2-6　不同类别食物中蛋白质含量排名靠前的食物

畜肉类

排名	食物名称	蛋白质含量（克/100克）
1	牦牛牛腱子肉（冻，鲜）	50.1
2	牦牛肉	42.3
3	猪蹄筋	35.3
4	牛蹄筋(生)	34.1
5	牦牛牛霖肉（冻，鲜）	23.1
6	牛肉(小腿肉，牛腱子肉)	23.0
7	牛肉(股内肉)	22.8
8	牛肉(臀部肉或瘦牛肉)	22.6
9	牛肉(膝圆肉)	22.4

禽肉类

排名	食物名称	蛋白质含量（克/100克）
1	鸭掌	26.9
2	鸡胸脯肉	24.6
3	鸡爪	23.9
4	鸡肉(乌骨鸡)	22.3
5	鸡肉(土鸡，家养)	20.8
6	鸡肉（野山鸡）	20.4
7	鸡肉（代表值）	20.3

排名	食物名称	蛋白质含量（克/100克）
8	鸡腿肉或鹌鹑肉	20.2

水产类

排名	食物名称	蛋白质含量（克/100克）
1	鲅鱼肉	56.3
2	金枪鱼肉	37.4
3	丁桂鱼肉	29.7
4	钳鱼肉	29.2
5	武昌鱼肉	27.0

蛋奶类

排名	食物名称	蛋白质含量（克/100克）
1	奶疙瘩（奶酪干，干酸奶）	55.1
2	曲拉	39.1
3	奶酪	25.0
4	鹅蛋黄	15.5
5	鸡蛋黄	15.2
6	鸡蛋黄(乌骨鸡)	15.2
7	鸡蛋(土鸡)	14.4
8	鸭蛋（咸鸭蛋，煮）	13.8
9	鸡蛋（代表值）	13.1
10	鹌鹑蛋	12.8

6. 素食者如何吃够蛋白质

前文中提到，优质蛋白质主要存在于两大类食品中，一类是动物性食品，比如肉、蛋、奶中；另一类是植物性食品，主要就是大豆和大豆制品。

所以，对于不吃肉的"半素食主义"者来说，可以摄入一些鸡蛋和牛奶来补充蛋白质。但是如果是牛奶、鸡蛋、肉类都不吃的严格素食者，就需要多摄入大豆类及其制品。

大豆制品通常按其制作方法被分为两类。

①非发酵豆制品：豆浆、豆腐、豆腐干、豆腐丝、豆腐脑、豆腐皮等。

②发酵豆制品：豆豉、豆瓣酱、腐乳等。

从补充蛋白质的角度来看，豆制品是很好的肉类替代品，是素食者最主要的蛋白质来源。通常发酵豆制品在制作过程中会加入大量盐，盐摄入过量会对健康不利，所以素食者也需要控制发酵豆制品的摄入量。每周可轮换食用豆腐、豆腐干、豆腐丝等非发酵豆制品，如前一天的早餐安排豆腐脑或豆浆，后一天的午餐或晚餐可以用豆腐、豆腐丝、豆腐干等做菜，既可变换口味，又能满足身体的营养需求。常见豆制品的蛋白质含量见表2-7。

表2-7　常见豆制品的蛋白质含量

排名	食物名称	蛋白质含量（克/100克）
1	腐竹	44.6
2	黑豆	36.0
3	黄豆	35.0
4	青豆	34.5
5	豆腐丝	21.5
6	豆腐干（均值）	16.2
7	豆腐（北）	12.2

有利减肥的成分
——膳食纤维

1. 膳食纤维的减重作用

膳食纤维是食物中不被人体胃肠所分解、不可被消化吸收，也不能产生能量的物质。过去，人们认为膳食纤维只是植物细胞壁的组成成分（纤维素），现在已经不仅仅局限于此，而是扩展到植物纤维素、胶浆、果胶、藻类多糖等多种成分。目前，膳食纤维的重要性越来越受到关注，被誉为"第七营养素"。

膳食纤维具有很强的吸水膨胀能力，进入消化道后能够迅速吸水膨胀，形成高黏度的凝胶状态，体积增大，容易让人产生饱腹感，减少进食量。同时，凝胶状的膳食纤维能将食物包裹起来，降低胃蛋白酶、淀粉酶以及脂肪酶对食物中蛋白质、淀粉和脂肪的消化能力，降低人体对营养物质的吸收能力，起到一定的控制体重的作用。

膳食纤维的作用如下。

☐ 控制：控制糖类、脂肪等被人体吸收的速度。

☐ 清除：促进胃肠蠕动，有助于体内有害物质的排泄。

☐ 营养：代谢产生的脂肪酸可以为肠道菌群提供营养。

2. 可溶性膳食纤维和不可溶性膳食纤维

膳食纤维按照其溶解度分为可溶性膳食纤维和不可溶性膳食纤维两种。

可溶性膳食纤维包括树胶、果胶、藻胶、豆胶等，可以简单理解为植物性食物中黏黏稠稠的成分，其来源主要是水果、燕麦、大麦、魔芋等。像前段时间特别火的"桃胶""雪燕"等食品，许多人以为里面黏稠的成分是胶原蛋白，其实并不是，那就是可溶性膳食纤维。

可溶性膳食纤维的作用主要有：增加食物的体积，因此可以增加饱腹感；适量降低或延缓脂肪、糖类的吸收速度，减缓食物的消化速度，降低食物的升糖指数。

不可溶性膳食纤维相对来说就比较直观，可以理解为我们吃的植物性食物里比较粗糙的部分。比如芹菜茎，大白菜的菜帮子，绿豆、红豆的硬硬的皮，糙米、紫米比较粗糙的外皮，都是生活中很常见的不可溶性膳食纤维存在的表现。

不可溶性膳食纤维的来源主要有大部分的蔬菜、水果以及麦麸、全谷物、杂豆类等。

不可溶性膳食的作用主要有：延缓食物的消化吸收速度，增加饱腹感；促进肠道蠕动，有助排便。

3. 膳食纤维的推荐摄入量

　　全谷物、豆类、蔬菜、水果等都是膳食纤维的良好来源，但膳食纤维的摄入量也不是越多越好，摄入过量的膳食纤维会影响人体对微量元素的吸收，还会引起胀气、腹痛等症状。世界卫生组织和很多国家的营养学组织建议每人每天宜摄入25～35克膳食纤维。

　　如果我们每天吃500克蔬菜、250克水果，大概只能摄入8～10克膳食纤维，所以，在日常饮食中还需要增加全谷物和豆类的摄入，比如燕麦、紫米、大豆、绿豆等。

　　另外，有些疾病的患者不能多摄入膳食纤维，比如急性或慢性肠炎、痢疾、结肠憩室炎、肠道肿瘤等患者，以及有消化道出血、肠道手术前后、食道静脉曲张等情况的人群。

　　表2-8是常见食物（可食部100克）中膳食纤维的含量，大家可以在自己的日常膳食中适当选择高膳食纤维含量的食物。

表2-8　常见食物中膳食纤维的含量

种类	食物（可食部100克）	膳食纤维（克）
水果	柑	0.4
	橘子	0.7
	梨	2.0
	香蕉	1.2
	苹果	1.2
蔬菜	莴笋	0.6
	莴笋叶	1.0
	空心菜	1.4
	黄花菜	7.7
	南瓜	0.8
	红薯	1.6
谷物类	荞麦	6.5
	黄玉米	6.4
	高粱米	4.3
	燕麦片	5.3
	黑米	3.9
	小米	1.6
	大米	0.6
	面条	0.2
豆类	黄豆	15.5
	豆浆	1.1
	豆腐	0.5

有利减肥的成分：这些营养素也要关注

　　除了脂类、碳水化合物和蛋白质等会产生能量的营养素，减肥还需要关注一些微量营养素。研究发现，肥胖跟一些微量营养素的代谢异常也相关，尤其是钙、铁、锌、维生素A、维生素D及叶酸的缺乏。

　　不但盲目减肥会引起骨质流失，肥胖的人也会因为脂肪堆积引起骨量丢失，所以钙的补充要格外关注。

　　一项Meta分析结果显示，肥胖人群患维生素D缺乏症的风险比正常人群高35%，比超重人群也要高24%。研究发现，在减重的同时，补充维生素D和钙可以增强减重效果。

　　此外，肥胖症患者往往伴随高血压、冠心病、糖尿病、高脂血症等并发症，因此需要适当补充维生素，尤其要注意膳食中B族维生素和维生素C的正常供给，注重新鲜蔬果的摄入，同时注意补充矿物质元素。

1. 富含维生素 D 的食物

　　动物肝脏：比如鸡肝、猪肝等。

　　全脂乳及乳制品：比如牛奶、酸奶、奶酪等。

多脂的海鱼：比如三文鱼、沙丁鱼等。

蛋黄：比如鸡蛋黄、鸭蛋黄等。

菌类：比如香菇、木耳等。

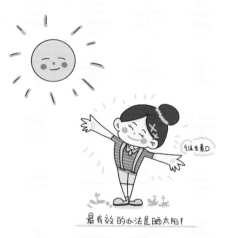

最有效的办法是晒太阳！

2. 富含钙的食物

乳及乳制品：比如牛奶、酸奶、奶酪等。

豆制品：比如豆腐、豆干、腐竹等。

绿叶菜：比如芥蓝、小
油菜、苋菜、小白菜等。

坚果：比如松子、核桃、
榛子、腰果等。

其他：可以连骨头食用
的小鱼、小虾，芝麻酱等。

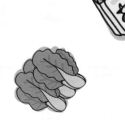

3. 富含维生素 C 的食物

新鲜蔬菜：如青椒、西蓝花、菠菜、韭菜、番茄等。

新鲜水果：如鲜枣、猕猴桃、山楂、橘子、草莓、柚子、葡萄等。

野生果蔬：如苋菜、刺梨、沙棘、酸枣等。

薯类：如土豆、红薯等。

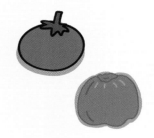

减肥不能忽视水

喝水，绝对不是有些人说的"混个水饱"这么简单。水是机体体液的主要构成成分。一个成年男性的体液总量大约为体重的60%，女性约为体重的50%。体液是由水、电解质、低分子有机化合物和蛋白质等组成的，广泛分布在组织细胞内外，构成了人体的内环境。

体液分为细胞内液和细胞外液。细胞内液即细胞内的体液，细胞内各种各样的化学反应和新陈代谢活动都是在细胞内液进行的。

浸润在细胞周围的组织间液以及在血管内循环流动的血浆都是细胞外液，细胞外液是沟通各组织细胞之间以及机体和外环境之间的媒介。细胞必须从细胞外液摄取营养，物质代谢的一些中间产物和最终产物也必须通过细胞外液运输和排出。

为了保证细胞内新陈代谢的正常进行和组织细胞各种生理功能的正常发挥，必须维持机体内环境的相对稳定。

因此，人体每日水的摄入量和排出量应该基本相等，以保持平衡。补水不及时的话，水的摄入量低于水的丢失量或排出量，就会造成机体脱水。脱水会严重影响健康。

当脱水量达到体重的2%时为轻度脱水，表现为口渴。

当脱水量达到体重的4%时，会引起脱水综合征，表现为严重口渴、心率加快、体温升高、血压下降、疲劳等。若不及时补充水分，继续丢失体内水分达6%～10%时为重度脱水状态，会引起恶心、食欲丧失、肌肉抽搐、精神活动减弱、烦躁不安等表现，严重者甚至出现幻觉、昏迷的情况。

前面提到，充足的水分对维持机体的正常能量代谢至关重要。而减肥分解脂肪的过程也是一个能量代谢的过程，所以，补充足够的水分对减肥非常重要。尤其是重度肥胖症患者，体内脂肪、能量的代谢都需要水的参与，因此尤其要注意水分摄入的充足。

人体每日水的摄入量不得低于1000毫升，推荐达到1500毫升，体重基数大的人应再酌情增加水的摄入量。

喝的水最好是白开水，另外，淡茶水以及用一些水果片、花茶等泡的水也可以。**一定记住，不要加糖！**

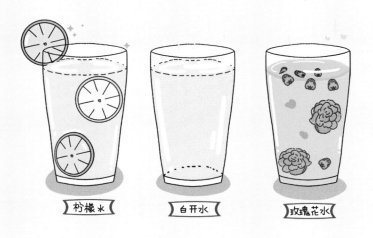

柠檬水　　白开水　　玫瑰花水

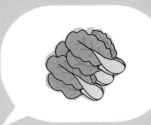

第三步
减肥我该怎样吃

有利减肥的膳食模式

目前营养学家比较提倡的减肥理念是"高饱腹，慢消化"减肥法。这种减肥法的特点是：食物丰富多样，选择高营养素密度、高膳食纤维含量、高饱腹感、低血糖反应的天然食材，比如全谷杂粮、杂豆、新鲜蔬菜和水果等。同时改变烹调方法，以生食、水煮、白灼、清蒸为主，注意少油、少盐。

这样的减肥餐营养供应充足，不会降低机体的代谢率，有助于改善代谢紊乱，减重效果平缓、不易反弹。

现在比较流行也受到科学家推崇的减重膳食模式，就是以这样的理念为参考的，比如地中海饮食模式和DASH饮食模式。

地中海饮食模式一般指希腊、西班牙、法国和意大利南部等处于地中海沿岸的南欧国家以蔬菜、水果、鱼类、全谷杂粮、杂豆和橄榄油为主的饮食风格。研究发现，坚持地中海饮食模式可以降低患心脏病的风险，保护大脑避免血管损伤，降低发生脑卒中和记忆力减退的风险。

DASH饮食模式是由美国的一项大型高血压防治计划发展而来的。在该项计划中发现，如果饮食中含有足够的蔬菜、水果、低脂（或脱脂）奶，使身体能够摄入足够的钾、镁、钙等离子，并尽量减少饮食中的油脂量，特别是富含饱和脂肪酸的动物性油脂，则可以有效降低血压。所以，DASH饮食模式可作为预防及控制高血压的饮食模式。DASH饮食模式除了提倡多摄入蔬果和低脂乳制品，还建议摄入适量的全谷物、鱼肉、禽肉和坚果，此外要控制油、盐、糖和红肉的摄入。总体而言，DASH饮食模式有低钠、高钾、高钙、高镁、高纤维的特点。不过，要注意的是，如罹患一些特殊疾病，对饮食有限制，如高钾血症、严重肠炎等，此饮食方法不适用，一定要到医院听从医生的建议哦。

了解一下减肥餐盘

前面提到的地中海饮食模式和DASH饮食模式可能对许多人来说还是不够实用，不够清楚。这里我要推荐一个专门为减肥人士设计的"减重饮食餐盘"，我叫它"减肥餐盘"。照着这个盘子吃，你就能够很轻松地掌握减肥的饮食窍门了！

1. 比例与种类

蔬菜：优质蛋白质类食物：主食 = 2：1：1

各类食物的具体配餐建议如下。

蔬菜：绿叶菜应该占一半或以上。注意根茎类蔬菜要算作主食类。

优质蛋白质类食物：以低脂的蛋白质类食物为主，占一半以上。比如鱼虾类、蛋白、豆腐、鸡胸肉、鸡腿肉、猪里脊、牛里脊等。

主食：以全谷物、薯类、杂豆为主，占一半以上。比如全谷物有全麦、糙米、紫米、黑米、燕麦等，薯类有山药、紫薯、土豆、红薯等，杂豆可以是绿豆、红豆、芸豆等。

另外，乳制品的摄入可以选择低脂奶，常规量1杯即可，约250～300毫升。

在烹调时，植物烹调油的用量尽量要少，不要超过20克。用来炒菜的植物油推荐使用橄榄油、茶籽油；做凉拌菜的植物油推荐用亚麻籽油、紫苏油。

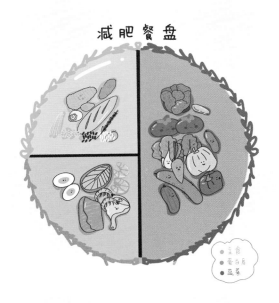

2. 量化，对食物重量心中有数

不管是为了减肥，还是只想以保持健康为目标，在饮食中对食物进行量化，做到对食物的重量心中有数都是非常重要的。许多人拿到一个食谱的时候，最头疼的就是，不知道食谱里写的50克、100克到底是多大一碗面条、多大一块肉。

拿苹果举例，你知道200克苹果是多少吗？是半个苹果？还是1个苹果？或者是2个苹果？想必答对的人很少，因为苹果本身的个头差异就非常大。有的中等个头的苹果一个就有200克，而有的大苹果一个则超过了500克！这就是为什么我们在食谱里一般都会写多少克，而很少说几个。

那么怎么来培养对食物重量的判断呢？大致有3个办法。

第一，买个厨房秤。吃食物之前，都习惯性地称一下，时间久了，就能培养出对食物重量的感觉了。

第二，做一下计算题。在超市或者菜市场买回食材的时候，看看包装上或者价签上标注的重量，然后做一下除法。比如买了一袋小油菜，价签上写的是800克，那么你就可以看看里面有几颗小油菜，做个除法，就知道每一颗大约有多重了。再比如你买的是一袋吐司面包，有400克，数一数一共有多少片，你就知道一片面包片大概多重了。

第三，了解一种新方法。有一种比较常用的，也比较准确的方法，叫"食物交换份"法。这是国内外普遍采用的食谱编制方法，就是将常用食物按其所含营养成分的比例分为6类（主食类、蔬菜类、水果类、肉蛋类、乳类、油脂类），各类食物在提供同等热量（90千卡）的前提下，需要该类食物的量，称为1份食物交换份。也就是说，每份食物都提供90千卡热量，以便交换使用。

食物交换份的应用原则：使用食物交换份进行食物交换时，只能在同类食物之间进行互换，以粮换粮，以肉换肉，以豆换豆，不宜跨组交换，否则将增大食谱营养素含量的差别和不确定性，影响膳食平衡。

当然，同类的食物之间，也是有些许区别的，表3-1就提供了各类食物交换份的具体内容，大家可以在自己的饮食搭配中参考使用。

表3-1　各类食物的食物交换份

主食类

食物名称	交换份重（克）	食物名称	交换份重（克）	食物名称	交换份重（克）
小麦粉	25	玉米（鲜）	80	高粱米	25
大麦	28	玉米糁	28	燕麦	27
挂面	25	黑大麦	28	花卷	42
面条（生）	30	青稞	26	馒头	38
龙须面	26	小米	25	油条	23
黑米	26	小米面	25	烧饼	30
方便面	19	荞麦	27	荞麦面	26
稻米	26	薏米（带皮）	28	薏米面	26

肉蛋类

食物名称	交换份重（克）	食物名称	交换份重（克）	食物名称	交换份重（克）
瘦猪肉	63	蟹肉	145	鸡蛋	63
瘦牛肉	85	鲢鱼	90	鸭蛋	50
鸡肉（均值）	54	带鱼	71	松花蛋	51

食物名称	交换份重（克）	食物名称	交换份重（克）	食物名称	交换份重（克）
烤鸡	38	草鱼	80	咸鸭蛋	47
鸭肉（均值）	38	鲫鱼	83	鹌鹑蛋	56
兔肉	88	黄鱼	93	鱿鱼	120
瘦羊肉	76	基围虾	89	生蚝	158
酱牛肉	37	火腿	27	对虾	97

坚果豆类

食物名称	交换份重（克）	食物名称	交换份重（克）	食物名称	交换份重（克）
黄豆	23	花豆（干）	27	松子（生）	14
黑豆（干）	22	芸豆（干，红）	27	杏仁	16
青豆（干）	23	蚕豆（干）	27	腰果（熟）	15
豆腐（代表值）	107	扁豆（干）	27	榛子（熟）	14
豆腐干（代表值）	46	豇豆（干）	27	花生（鲜）	28
绿豆（干）	73	豌豆（干）	27	葵瓜子	15
红小豆	28	核桃（干）	14	开心果（熟）	14

乳类

食物名称	交换份重（克）	食物名称	交换份重（克）	食物名称	交换份重（克）
牛奶（均值）	167	酸奶（均值）	125	酸奶（脱脂）	158
全脂牛奶粉	18	酸奶（中脂）	141		

蔬菜类

食物名称	交换份重（克）	食物名称	交换份重（克）	食物名称	交换份重（克）
白萝卜（鲜）	563	茄子（代表值）	391	小油菜	642
胡萝卜	281	西葫芦	474	西蓝花	333
扁豆（月亮菜）	220	丝瓜	450	芹菜茎	409
蚕豆（鲜）	81	蒜苗（黄）	375	茼蒿（鲜）	375
荷兰豆	300	洋葱（鲜）	225	生菜（莴苣）	750
豌豆（带荚，鲜）	81	韭黄	375	竹笋（鲜）	391
四季豆（菜豆）	375	大白菜（代表值）	450	莴笋叶	600
黄豆芽	191	百合（鲜）	54		

水果类

食物名称	交换份重（克）	食物名称	交换份重（克）	食物名称	交换份重（克）
苹果（代表值）	170	柿子	122	芒果	257
梨（代表值）	176	桑葚（红）	164	杨桃	290
桃（代表值）	214	橙子	188	枇杷	220
杏	237	橘子	214	火龙果	164
冬枣	80	柚子	214	榴莲	60
樱桃	196	菠萝	205	香蕉	97
葡萄（代表值）	200	桂圆	127	西瓜（代表值）	290
石榴（代表值）	125	荔枝	127	哈密瓜	265

3. 食物红绿灯

按照减肥餐盘中提到的内容，我们知道了每类食物应该吃的数量和比例。但是，每种食物之间也是有区别的，因此我们又把食物分成了绿灯食物、黄灯食物、红灯食物3种。

绿灯食物，就是营养丰富、热量很低，基本可以不用限量，想多吃就多吃的食物。但是要注意，如果是烹调后的食物，在烹调时一定要少油、少盐。

黄灯食物，就是营养丰富，热量不是太低的食物，这种食物一定要吃，但是不能吃过量，要注意限量。

红灯食物，就是有一定营养，但是热量比较高或者不利于减肥的食物，需要少吃。

绿灯食物：绿叶类、瓜茄类蔬菜。只要是少油、少盐烹调的，就可以多吃，基本不限量。

黄灯食物：水产类、豆制品、全谷物、薯类、根茎类蔬菜、低脂奶、低脂肉类。可按量进食，适当控制。

红灯食物：脂肪含量较高的肉类，比如排骨、五花肉等肉类及精制谷物类。应尽量减少摄入量。

限制食物：植物烹调油、精制糖、坚果类。要严格限制摄入量。

4. 进食顺序很重要

早在2005年，美国哥伦比亚大学的营养学家就通过研究发现，人体消化食物的顺序是严格按照进食顺序进行的。后来，又有不少的研究者针对不同的进食顺序对餐后血糖的影响进行了研究，结果显示，**最适合减肥的进食顺序是：蔬菜—蛋白质类食物—主食。**而这个进食顺序的要点就是——降血糖，也就是我们前面提到的，降低一餐的GI值，增加饱腹感。那么，具体怎么操作呢？其中又有什么样的原理呢？

首先，吃富含膳食纤维的蔬菜。因为膳食纤维不能被人体的消化酶分解，所以可以结合肠道内的水分形成胶团，让人产生较强的饱腹感，起到减少食物摄取的作用。另外，膳食纤维还可以降低淀粉的酶解速度，减少胰高血糖素的分泌。所以，在进餐时先吃富含膳食纤维的蔬菜可以降低餐后血糖，还可以降低这一餐的血糖负荷。因此，减肥人士的就餐顺序，应该是先吃富含膳食纤维的蔬菜。

其次，吃蛋白质类食物，比如鸡蛋、肉类、豆制品等。蛋白质的物理特性类同于膳食纤维，能吸附水分形成胶团，从而增加饱腹感。蛋白质也可以减缓碳水化合物释放糖分的速度，刺激胰腺分泌胰蛋白酶等，从而促进人体分泌胰岛素来降低血糖。

最后，进食富含碳水化合物的主食。我们知道，碳水化合物是人体重要的能量来源，不吃是不行的。但是怎么吃能减少碳水化合物对血糖的影响呢？研究表明，碳水化合物在一餐中越晚进食，餐后血浆的胰岛素水平越低，餐后血糖升高的速度就越慢。这样，就越有利于减肥。

减肥我该这样吃

要想把减肥餐盘的内容落实，还是要转换成每天的菜来吃的。后面我会推荐一些减肥期间适合吃的菜谱，大家按照菜谱来安排就可以了。菜谱会分为四大部分：蔬菜类、蛋白质类、健康主食类、汤羹类。

那么，该怎么来运用这些菜谱呢？

1. 选择菜谱

从蔬菜类、蛋白质类、健康主食类这三大类里面，挑选出你当天要吃的品种。可以按照减肥餐盘中的比例来安排：比如蔬菜类可以选2个、蛋白质类选1个、主食类选1个；也可以蔬菜类选2个，蛋白质类选2个，主食类选1个。注意把握好量就可以。

2. 简单计算

如果希望自己吃得更"精确"一点，可以简单计算一下每天的食物摄入量。我们为每道菜都附上了这道菜的热量以及蛋白质、碳水化合物、脂肪、膳食纤维的含量。大家可以参考这些数据，按照下面的具体计算方法来安排。

一周中有5天时间，每天的热量摄入可以在1500～1700

千卡。其中，蛋白质的供能比为15%～20%，脂肪的供能比为25%～30%，碳水化合物的供能比为50%～55%。也就是说，蛋白质的摄入量在56～85克之间，脂肪在42～57克之间，碳水化合物在187～234克之间。

一周中有2天时间，每天的热量摄入要控制在1150～1250千卡。三大能量的供能比不变，那么要摄入蛋白质43～63克、脂肪32～42克、碳水化合物144～172克。

当然，一日三餐也是要合理分配的。三餐的能量分配应该是：早餐在30%～35%，午餐在40%～45%，晚餐在25%～30%。另外，注意早、中、晚三餐的蛋白质摄入量要尽量均等。

3. 烹调要求

食材在烹饪过程中被加工得越少，调味越清淡，就越健康。如果为了追求美味，在烹饪时加入过多的油、糖、酱料等，不但会给菜品增加额外的热量，还会损失食材本身的营养物质。

关于调料的使用，有以下几点要提醒大家注意。

①大蒜、生姜、大葱等是基本不会增加菜肴热量的，大家可以按照自己的口味添加，如果吃不惯的可以不放，喜欢这些味道的可以多放，不用拘泥。

②盐、生抽、蚝油等咸味的调料，也基本不会影响菜肴的

热量，但是食物太咸会刺激食欲，钠摄入过多还容易导致水分潴留，影响减肥效果，高钠饮食也并不利于健康。

③辣椒可以多放吗？新鲜的小米辣或者干辣椒作为调味品，是基本不会增加热量的，如果实在爱吃，可以放一点。但是辣味依然会刺激食欲，让你吃得更多，所以并不推荐多放。如果是油辣子、辣椒酱等，一般脂肪含量很高，建议不要吃。

④油一定要少放。我在设计菜谱的时候，已经考虑到烹饪实操的问题，因此规定了食用油的用量。大家在做的时候不能轻易超出这个油的用量来烹调。另外，食用油应尽量选择橄榄油、低芥酸菜籽油、山茶油，做凉拌菜时可以选择亚麻籽油和香油。

⑤糖和蜂蜜都要慎用。我们尽量用天然食材中所含的甜味，不要添加任何的糖。

4. 按顺序摄入

吃饭的时候，按照蔬菜—蛋白质类食物—主食的顺序来吃。先吃蔬菜，再吃蛋白质类食物，然后再吃主食。如果开始觉得这样吃不太习惯，就先吃大半盘蔬菜，再吃几口蛋白质类食物，然后再吃一口主食；接下来再吃蔬菜，然后再吃蛋白质类食物，最后再吃主食，如此反复。

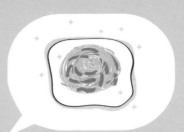

第四步
减肥我该吃这些

蔬菜

蔬果沙拉

热量(千卡)	200.0
蛋白质(克)	3.7
碳水化合物(克)	15.2
脂肪(克)	14.3
膳食纤维(克)	2.7

原料

牛油果　1/2个　　黄芥末酱　15克
圣女果　4个　　　柠檬　1/2个
黄彩椒　1/2个　　盐　适量
生菜　50克
橄榄油　5克

做法

1.洗净蔬菜。生菜沥水撕开，黄彩椒切丝，圣女果对半切开，牛油果去皮、去核、切片。装盘备用。

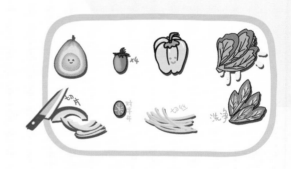

2.调制酱料：黄芥末酱、盐放入碗中，挤入柠檬汁拌匀，接着缓慢加入橄榄油，拌匀。

3.将调好的酱料淋入蔬果中即可。

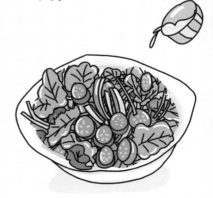

凉拌红菜薹

热量(千卡)	113.0
蛋白质(克)	9.6
碳水化合物(克)	9.0
脂肪(克)	5.8
膳食纤维(克)	5.0

原料

红菜薹　300克　　醋、生抽　各适量
蒜末　适量　　　　橄榄油　5克

做法

1.红菜薹洗净，取嫩的部分切成段。大火烧开锅中的水，滴入橄榄油，放入红菜薹焯烫1分钟，捞出晾凉。

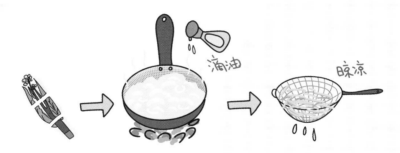

2.晾凉后沥干放入盘中，加入醋、生抽和蒜末即可。

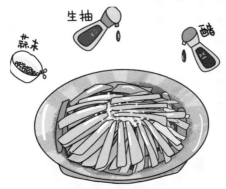

番茄炒丝瓜

原料

丝瓜　200克　　蒜末、葱段　各适量
番茄　100克　　蚝油、盐　各适量
橄榄油　8克

热量(千卡)	120.0
蛋白质(克)	3.5
碳水化合物(克)	11.3
脂肪(克)	8.0
膳食纤维(克)	1.7

做法

1.丝瓜洗净切滚刀块，番茄洗净切小块。蒜末、葱段备好。

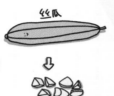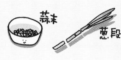

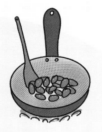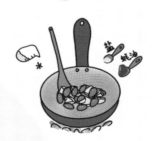

2.烧油炒香蒜末，加入番茄翻炒出汁，倒入丝瓜，加入一点水、盐和蚝油，翻炒均匀。

3.改小火，盖上锅盖焖3～5分钟。开盖后用大火收汁，加入葱段，翻炒均匀即可。

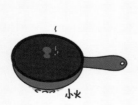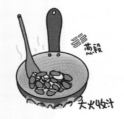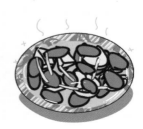

麻酱豇豆

热量(千卡)	114.0
蛋白质(克)	5.9
碳水化合物(克)	16.4
脂肪(克)	4.8
膳食纤维(克)	3.6

原料

豇豆　200克
芝麻酱　8克
生抽、醋、白糖　各适量
腐乳汁　适量

做法

1.豇豆洗净，切段，焯水约3分钟至熟透，捞出装盘。

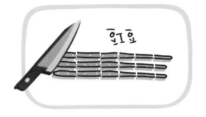
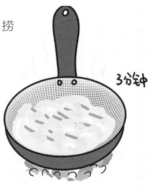

2.调配麻酱汁：将芝麻酱、生抽、醋、白糖、腐乳汁和水一起搅拌均匀。

3.将麻酱汁浇在豇豆上即可。

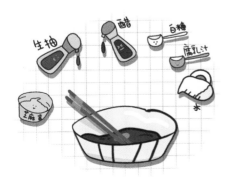
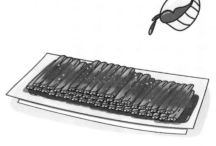

清炒西葫芦

原料

西葫芦　200克
食用油　8克
盐　3克
干辣椒、蒜　各适量
蚝油、生抽、醋　各适量

热量(千卡)	103.0
蛋白质(克)	1.6
碳水化合物(克)	7.6
脂肪(克)	7.8
膳食纤维(克)	1.2

做法

1.西葫芦洗净，切片备用；蒜去皮切片备用；干辣椒切段。

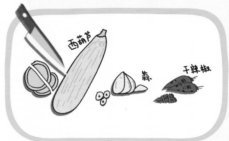

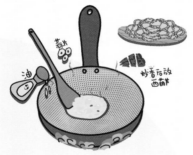

2.锅中放入适量油，烧至七八成热后放入蒜片和干辣椒炒香，再放入西葫芦翻炒。

3.加入适量蚝油、生抽、醋、盐，翻炒至熟即可。

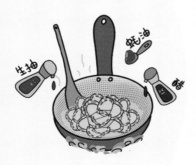

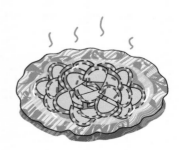

麻汁茄子

热量(千卡)	108.0
蛋白质(克)	4.3
碳水化合物(克)	14.1
脂肪(克)	4.7
膳食纤维(克)	3.7

原料

茄子　250克

芝麻酱　8克

生抽、醋、白糖、腐乳汁　各适量

做法

1.茄子洗净，上锅蒸熟。
待冷却后，撕成条。

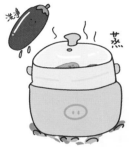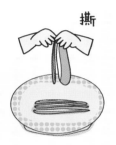

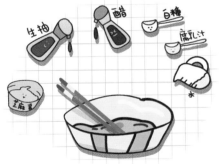

2.调配麻酱汁：将芝麻酱、生抽、醋、白糖、腐乳汁和水一起搅拌均匀。

3.将麻酱汁浇在茄子条上即可。

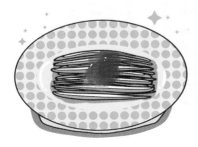

油煮小白菜

原料

小白菜　200克
食用油　2克
生抽、醋　各适量

热量(千卡)	44.0
蛋白质(克)	2.8
碳水化合物(克)	4.8
脂肪(克)	2.4
膳食纤维(克)	2.2

做法

1.小白菜洗净备用。锅中水烧开，滴入少量油。

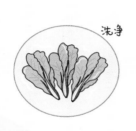
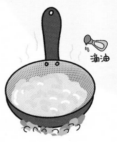

2.将小白菜放入锅中，搅拌一下，盖上锅盖。

3.待小白菜软后，盛入盘中。按照喜好加入生抽、醋等调料即可。

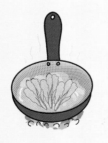
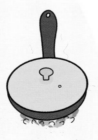
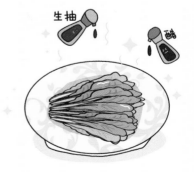

备注：以上做法可以做一切绿叶菜。

白灼秋葵

热量(千卡)	66.0
蛋白质(克)	3.6
碳水化合物(克)	12.4
脂肪(克)	2.2
膳食纤维(克)	3.6

原料

秋葵 200克　　小米辣　1个
食用油　2克　　蚝油、盐、生抽　各适量
蒜　3瓣

做法

1.烧一锅开水，水里放点儿油，这样焯水可以让秋葵的颜色更加翠绿。将洗干净的秋葵放入锅内煮1~2分钟。

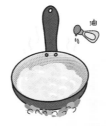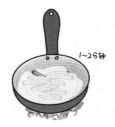

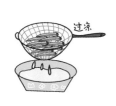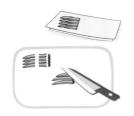

2.将秋葵捞出过凉，切成段，装盘备用。

3.调料汁：蒜切成蒜末、小米辣切碎，都放入小碗中，加1勺蚝油、2勺生抽、1小勺盐，再加入5勺水，搅拌均匀。将料汁浇在秋葵上即可。

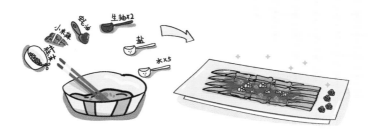

西芹拌木耳

原料

西芹　200克　　　　生抽、醋　各适量
水发木耳　80克
食用油　3克

热量(千卡)	80.0
蛋白质(克)	2.4
碳水化合物(克)	14.4
脂肪(克)	3.1
膳食纤维(克)	6.5

做法

1.西芹择去叶，去掉筋丝，切成段；木耳洗净后，撕成小朵。

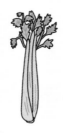 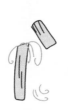

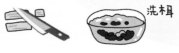

2.锅中倒水，滴几滴油，烧开，放入西芹和木耳，稍微煮一下即可捞出。

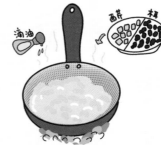

3.捞出装盘，放一点生抽和醋拌匀即可。

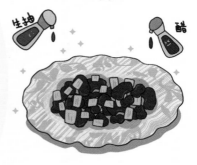

清炒杂蔬

原料

西蓝花　100克　　　盐　适量
胡萝卜　60克　　　　蒜末　适量
香菇　60克　　　　　干辣椒段　适量
食用油　5克　　　　　生抽　适量

热量(千卡)	102.0
蛋白质(克)	5.4
碳水化合物(克)	11.7
脂肪(克)	5.5
膳食纤维(克)	4.6

做法

1.西蓝花掰成小朵后焯水，胡萝卜切片，香菇切块。

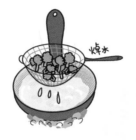
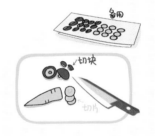

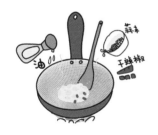
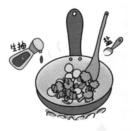

2.锅中放油，加入蒜末和干辣椒段炒香，再加入西蓝花、胡萝卜、香菇翻炒。起锅前加入盐、生抽调味。

3.继续翻炒均匀，之后盛出装盘即可。

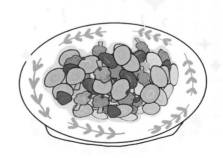

上汤娃娃菜

原料

娃娃菜　250克
咸鸭蛋　1/2个
食用油　5克
盐　适量
蒜　适量

热量(千卡)	118.0
蛋白质(克)	8.2
碳水化合物(克)	6.0
脂肪(克)	8.5
膳食纤维(克)	2.5

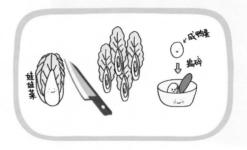

做法

1.娃娃菜洗净，切成4瓣；咸鸭蛋捣碎，备用。

2.锅中放入油，加蒜瓣炒香，加入娃娃菜翻炒。如果翻炒过程中感觉油太少，可以加点水。

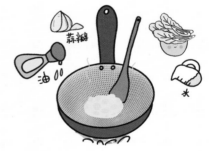

3.娃娃菜炒软后加入适量水，待水开后倒入捣碎的咸鸭蛋，煮到汤变成白色，出锅时加适量的盐调味即可。

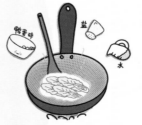
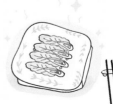

杏鲍菇炒鲜蔬

热量(千卡)	103.0
蛋白质(克)	2.2
碳水化合物(克)	15.0
脂肪(克)	5.0
膳食纤维(克)	3.2

原料

杏鲍菇　100克

青椒　50克

胡萝卜　50克

食用油　5克

蒜　2瓣

生抽、蚝油　各适量

做法

1.把胡萝卜和青椒切丝，蒜切片，杏鲍菇撕成条状。

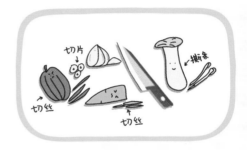

2.锅中倒油，先加入蒜片爆香，倒入杏鲍菇翻炒，再加入适量生抽和蚝油调味。

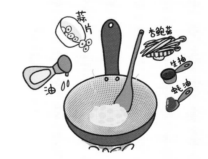

3.待杏鲍菇断生后，加入青椒丝和胡萝卜丝翻炒至熟即可。

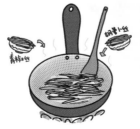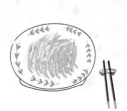

蒜香金针菇

热量(千卡)	105.0
蛋白质(克)	5.4
碳水化合物(克)	12.0
脂肪(克)	5.4
膳食纤维(克)	5.4

原料

金针菇　200克

食用油　5克

小米辣　1个

葱、蒜　各适量

盐、生抽、蚝油　各适量

蒸鱼豉油　适量

做法

1.小米辣切圈，葱切葱花，蒜做成蒜蓉；金针菇切去根部洗净，撕成小份，摆入盘中。

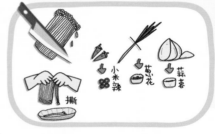

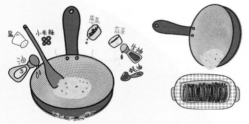

2.锅中下油，倒入小米辣圈、适量葱花、蒜蓉炒香，加入盐、生抽、蚝油，翻炒后浇在金针菇上。

3.放入蒸锅，大火蒸8分钟。出锅后淋上一勺蒸鱼豉油，撒上余下葱花即可。

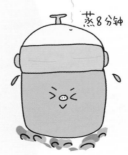

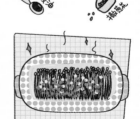

粉蒸鸡腿肉

原料

鸡腿　100克
蒸肉粉（市售）　20克

热量(千卡)	198.0
蛋白质(克)	21.6
碳水化合物(克)	8.4
脂肪(克)	8.4
膳食纤维(克)	0

做法

1.鸡腿洗净，去骨去皮，将鸡腿肉切
小块。

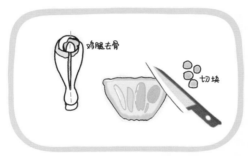

2.鸡腿肉裹上蒸肉粉，放入
盘中，上锅蒸15分钟即可。

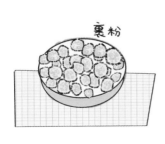
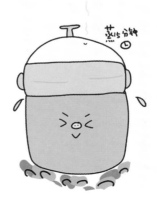

说明：市售的蒸肉粉，一般口味已调好，不用再放盐。

凉拌鸡丝

原料

鸡腿肉　100克　　香油　2克
姜片、蒜末、香菜、洋葱丁、葱花、
小米辣圈　各适量
料酒、生抽、醋　各适量

热量(千卡)	164.0
蛋白质(克)	20.2
碳水化合物(克)	0
脂肪(克)	9.2
膳食纤维(克)	0

做法

1.锅中加水、料酒、姜片烧开，将鸡腿肉
过水煮熟。

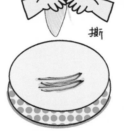

2.捞出放入冰水里，凉后取出撕
成鸡丝，放入碗中。

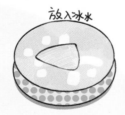

3.制作料汁：将生抽、醋、洋葱丁、蒜末、香菜、葱花、香油倒入碗中拌匀。将
料汁淋在鸡丝上，爱吃辣的还可以加点小米辣圈。

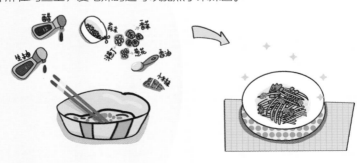

无 油 嫩 蒸 鸡 腿

热量(千卡)	146.0
蛋白质(克)	20.2
碳水化合物(克)	0
脂肪(克)	7.2
膳食纤维(克)	0

原料

鸡腿 100克   锡纸（自备）
料酒、生抽、蚝油、胡椒粉、辣椒粉
各适量

做法

1.在鸡腿表面划几刀，这样更容易入味。
将料酒、生抽、蚝油、胡椒粉、辣椒粉均
匀地涂抹在鸡腿上腌制半小时。

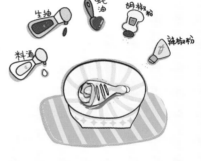

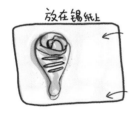

放在锡纸上

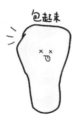

包起来

2.把腌好的鸡腿用锡纸包起来，
汁如果太多可以倒掉一些。

3.水开后上锅，大火蒸20～30分钟（根据自选鸡腿的大小可适当调整时间），
蒸好后去掉锡纸就可以吃啦！

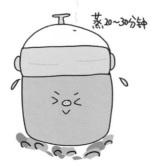

蒸20~30分钟

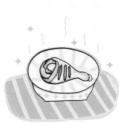

番茄龙利鱼

热量(千卡)	216.0
蛋白质(克)	22.2
碳水化合物(克)	8.3
脂肪(克)	10.1
膳食纤维(克)	4.3

原料

龙利鱼　150克

番茄　150克

魔芋粉丝　100克

番茄酱　10克

食用油　8克

料酒、黑胡椒粉、盐　各适量

葱花　适量

做法

1.龙利鱼切丁，加少许料酒、黑胡椒粉、盐腌制。

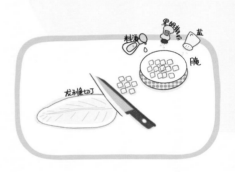

2.番茄切丁。锅里倒入油，加入番茄丁翻炒出汁。继续加入番茄酱翻炒，倒入2碗水熬制。

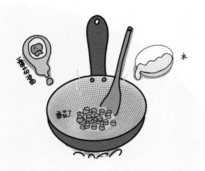

3.待番茄汤浓郁后，加入魔芋粉丝、腌制好的鱼肉，加盐调味煮熟，出锅时可以放入少量葱花点缀。

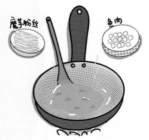

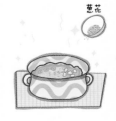

清蒸鲈鱼

原料

鲈鱼　150克（制作时以一条鱼500
克为准，单人食用量为150克鱼肉）
葱丝、姜丝　各适量
盐、料酒、蒸鱼豉油　各适量

热量(千卡)	158.0
蛋白质(克)	27.9
碳水化合物(克)	0
脂肪(克)	5.1
膳食纤维(克)	0

做法

1.鲈鱼处理好后洗净，用厨房
纸擦干，两面分别划几刀，并
用少许盐抹遍鱼身的内外，腌
制10分钟以上。

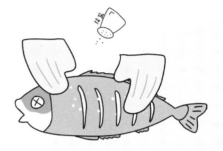

2.鱼肚内塞上姜丝和葱丝，鱼身也撒上
姜丝和葱丝，并倒上少许料酒，放入蒸
锅内，大火烧开后蒸10分钟左右。

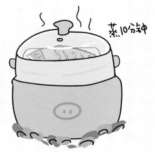

3.关火后再闷5分钟，取出
鱼肚内的姜丝和葱丝，淋上
蒸鱼豉油即可。

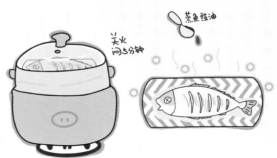

清蒸鳕鱼

🍂 原料

鳕鱼　150克

姜丝、蒜片、干辣椒丝　各适量

料酒、盐、蒸鱼豉油　各适量

热量(千卡)	132.0
蛋白质(克)	30.6
碳水化合物(克)	0.8
脂肪(克)	0.8
膳食纤维(克)	0

🍂 做法

1.鳕鱼加入料酒，再抹少许盐，腌制半小时左右。

2.将腌好的鳕鱼放入盘中，上面铺上姜丝、蒜片、干辣椒丝，盖一层保鲜膜。

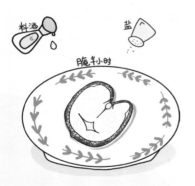

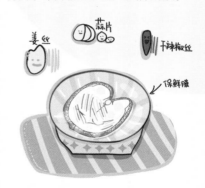

3.锅中水烧开，把鱼放进去蒸5分钟。取出蒸熟的鳕鱼，淋上蒸鱼豉油即可。

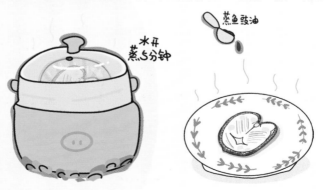

缤纷炒虾仁

热量(千卡)	160.0
蛋白质(克)	12.0
碳水化合物(克)	12.8
脂肪(克)	8.3
膳食纤维(克)	4.4

原料

西芹　200克　　食用油　8克
虾仁　100克　　胡萝卜　40克
盐、淀粉、黄酒　各适量

做法

1.先把虾仁洗净，用厨房纸吸干水分。加入适量
盐、黄酒和淀粉，用手抓匀后静置15分钟以上。

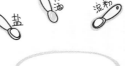

2.西芹切成斜片，
胡萝卜去皮后切成
斜片，分别焯水，
取出沥干。

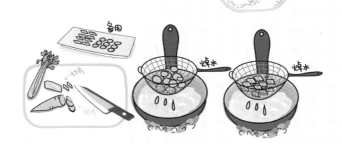

3.炒锅加热后倒入油，油温七成热时倒入虾仁，翻炒至虾仁变色。再倒入焯过的
西芹和胡萝卜，翻炒出香味，加盐调味即可。

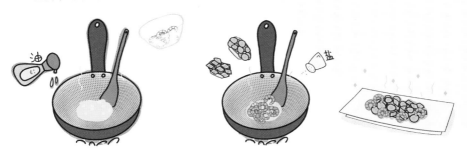

五彩虾饼

原料（2人份）

虾仁　200克

鸡腿菇　80克

胡萝卜　1/4根（约40克）

小葱　20克

鸡蛋　50克（约1个）

食用油　8克

盐、五香粉　各适量

热量(千卡)	171.5
蛋白质(克)	14.9
碳水化合物(克)	5.7
脂肪(克)	10.4
膳食纤维(克)	1.0

做法

1.虾仁洗净，剁成泥。胡萝卜切丁，小葱切成葱花。

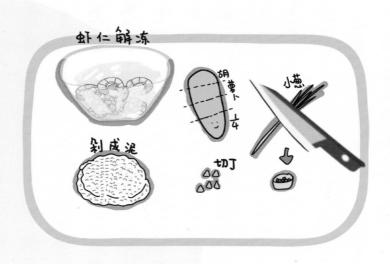

虾仁解冻

胡萝卜 1/4

小葱

剁成泥

切丁

2.鸡腿菇撕成条后焯水1分钟，过凉水后切成小丁。

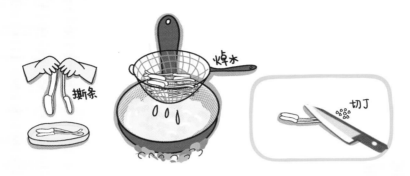

3.将上述食材都放到大碗里，加1个鸡蛋，朝一个方向搅打上劲，再加盐和五香粉调味。

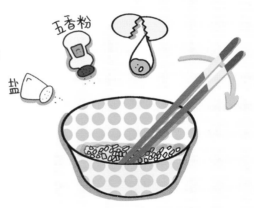

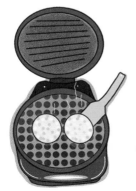

4.电饼铛刷一点油，把调好的馅弄成小饼状煎，一面定型就翻一下，煎至两面金黄就可以了。

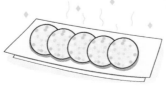

白灼虾

🌿 原料

大虾　150克

姜、蒜　各适量

小葱　1根

生抽、料酒、盐　各适量

热量(千卡)	135.0
蛋白质(克)	27.8
碳水化合物(克)	4.5
脂肪(克)	0.6
膳食纤维(克)	0

🌿 做法

1.小葱一部分打结，一部分切葱花；姜切片；蒜切末。大虾洗净，去虾线、虾须。

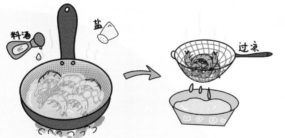

2.锅中加入适量的水，加入葱结、姜片、少量料酒和盐，水开后加入大虾煮5分钟，捞出过凉。

3.调蘸料：将蒜末、葱花、生抽倒碗中拌匀。水煮虾搭配蘸料食用。

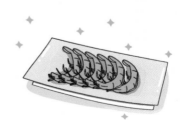

蒜蓉粉丝虾

热量(千卡)	148.0
蛋白质(克)	18.5
碳水化合物(克)	7.2
脂肪(克)	5.0
膳食纤维(克)	0

原料

大虾　100克

干粉丝　5克

蒜、小米辣、蚝油、生抽　各适量

食用油　5克　　　　葱花　适量

做法

1.蒜、小米辣切好放入碗中，锅烧热油倒入小料碗，再倒入蚝油和生抽，拌成调料。

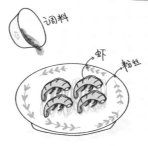

2.粉丝泡好放入盘中。虾去头、去虾线，摆在粉丝上，淋入拌好的调料。

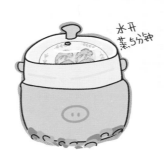

3.放入蒸锅，水开后蒸5分钟，蒸好后取出撒上葱花即可。

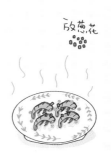

鸡蛋蒸豆腐

原料

鸡蛋　1个（大个鸡蛋约60克）
内酯豆腐　60克
盐、生抽　各适量
香油　3克

热量(千卡)	140.0
蛋白质(克)	10.5
碳水化合物(克)	4.3
脂肪(克)	9.6
膳食纤维(克)	0

做法

1.鸡蛋打入碗中，加入少许盐，再加入与鸡蛋液同等分量的水拌匀。

2.豆腐切厚片摆盘，倒入蛋液，放入蒸锅用中小火蒸8分钟左右，待蛋液凝固即可。

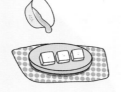

3.蒸好取出，浇入生抽、香油即可。

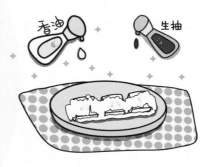

三鲜豆腐汤

原料

北豆腐　60克
干裙带菜　8克
干虾米　10克
口蘑　100克
姜　3片
食用油、盐、胡椒粉　各适量
香油　3克

热量(千卡)	163.0
蛋白质(克)	15.4
碳水化合物(克)	8.9
脂肪(克)	8.6
膳食纤维(克)	2.5

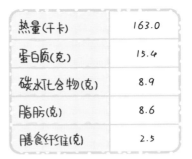

泡虾米　　泡裙带菜

做法

1.口蘑洗净切片，干虾米、干裙带菜泡发，北豆腐切块。

口蘑切片　北豆腐切块

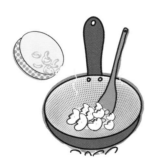

2.锅内放一点点油，放入姜片、口蘑稍微煎一下，倒入水发后的虾米，炒出香味。

3.加水煮开，再加入豆腐、裙带菜，调入胡椒粉、盐、香油即可。

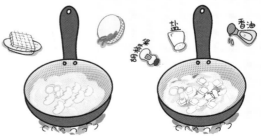

胡椒粉　盐　香油

番茄豆腐炒鸡蛋

热量(千卡)	233.0
蛋白质(克)	14.3
碳水化合物(克)	6.5
脂肪(克)	17.6
膳食纤维(克)	1.0

原料

鸡蛋　60克

番茄　100克

豆腐　60克

食用油　8克

盐　适量

葱花　适量

做法

1.鸡蛋打成蛋液，锅热倒油，将鸡蛋炒散盛出。

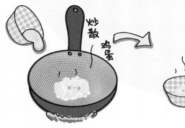

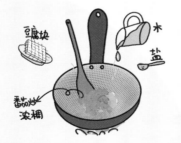

2.锅留底油，放入切好的番茄煸炒，炒到比较浓稠的状态。加豆腐块和适量水、盐。

3.大概煮开5分钟左右，待汤汁快要收干时加入炒好的鸡蛋和葱花，翻炒均匀后出锅。

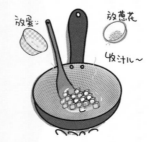
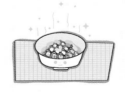

南瓜发糕

热量(千卡)	271.0
蛋白质(克)	12.5
碳水化合物(克)	47.9
脂肪(克)	3.9
膳食纤维(克)	0.5

原料（5人份）

南瓜　300克

中筋面粉　300克

鸡蛋　1个（约50克）

牛奶　200毫升（视南瓜的水分而定）

酵母粉　4克

葡萄干　适量

8寸圆形蛋糕模具　1个

做法

1.南瓜去皮、切块、蒸熟，压成泥后与牛奶、鸡蛋混合。

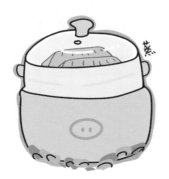

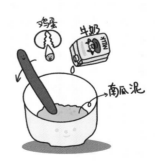

2.将酵母粉撒入面粉内，然后将混合
后的南瓜泥拌入，搅拌均匀。

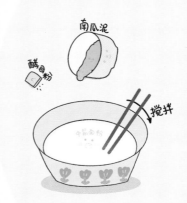

3.倒入8寸的圆形蛋糕模具中，发酵至
2倍大，可撒些葡萄干点缀。上锅蒸30
分钟。

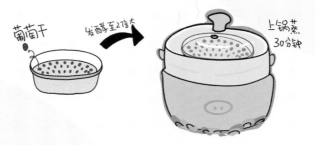

4.关火再闷5分钟出锅，去模。刀上沾些凉水（这样可避免粘刀），
切成块食用。

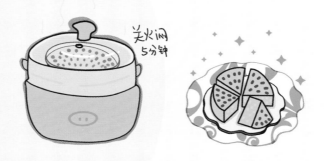

菜团子

热量(千卡)	255.0
蛋白质(克)	14.3
碳水化合物(克)	33.7
脂肪(克)	8.1
膳食纤维(克)	3.4

原料

菠菜　200克

鸡蛋　1个

玉米面粉　30克

花生油　3克

生抽、盐、十三香　各适量

做法

1.将菠菜焯水、切碎，挤干水分；鸡蛋打散。

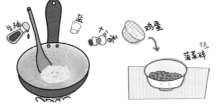

2.平底锅中放油加热，将鸡蛋炒熟，倒入适量生抽、盐、十三香搅拌均匀，盛出后与菠菜碎混匀。

3.在拌好的鸡蛋菜里加入适量玉米面搅匀，依次揉成菜团。

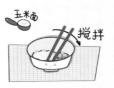

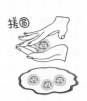

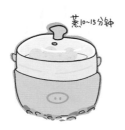

4.再单独准备好一盘玉米面粉，把菜团在玉米面粉里来回滚动一下。冷水上锅，上汽后蒸10~15分钟即可。

韩式泡菜饼

原料

全麦粉　50克

韩式泡菜　50克

洋葱　100克

胡萝卜　50克（约1/2根）

鸡蛋　1个

青尖椒　50克

盐、黑胡椒粉　各适量

食用油　3克

热量(千卡)	288.0
蛋白质(克)	10.1
碳水化合物(克)	53.1
脂肪(克)	4.7
膳食纤维(克)	2.0

做法

1. 洋葱、胡萝卜、青尖椒、泡菜都切碎。

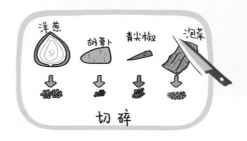

2. 在全麦粉中加入鸡蛋、黑胡椒粉、盐、所有蔬菜碎和适量水拌匀成面糊。

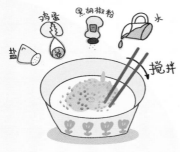

3. 平底锅刷油，倒入面糊平摊开，小火烙至两面金黄即可，切块食用。

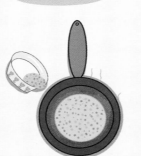

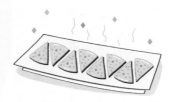

番茄虾仁意面

原料

番茄　200克

虾仁　80克

意大利面　50克

橄榄油　10克

盐　适量

热量(千卡)	325.0
蛋白质(克)	16.1
碳水化合物(克)	44.5
脂肪(克)	10.2
膳食纤维(克)	2.2

做法

1.番茄去皮切丁，虾仁过水煮熟。

2.意面煮8分钟后捞出备用，可加些橄榄油拌匀，以防粘连。

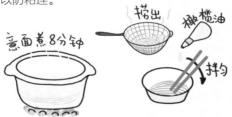

3.冷锅冷油，倒入番茄丁炒出汤汁，加适量开水和盐，放入意面、虾仁翻拌均匀，待汤汁收紧即可出锅。

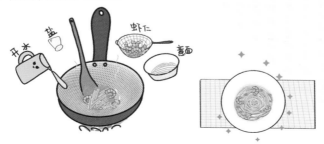

鸡胸肉海带荞麦面

热量(千卡)	267.0
蛋白质(克)	25.3
碳水化合物(克)	24.9
脂肪(克)	7.8
膳食纤维(克)	2.5

原料

鸡胸肉　80克

水发海带　50克

荞麦面条　80克

香油　5克

盐　适量

做法

1.将鸡胸肉煮熟后撕成细丝。

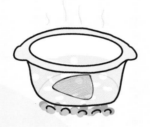

2.烧一锅水，先放切好的海带，再放入面条，待面条煮熟后放入鸡肉丝，最后加适量盐和香油调味。

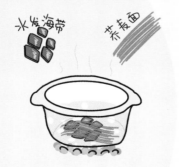
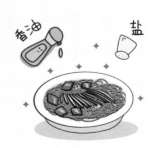

红豆饭

原料
红小豆　15克
大米　45克

热量(千卡)	204.0
蛋白质(克)	6.6
碳水化合物(克)	44.3
脂肪(克)	0.5
膳食纤维(克)	1.4

做法
1.红小豆洗净，最好提前
浸泡1夜。

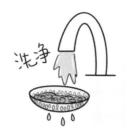

洗净

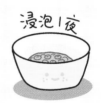

浸泡1夜

2.将红小豆与洗净的大米混
合，加适量水蒸熟即可。

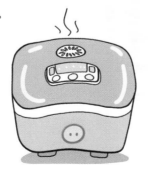

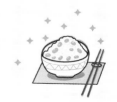

三明治

原料

全麦面包　2片
方火腿片　30克
生菜　80克
花生酱　8克

热量(千卡)	301.0
蛋白质(克)	15.9
碳水化合物(克)	40.5
脂肪(克)	8.5
膳食纤维(克)	5.5

做法

1.生菜洗净备用，将花生酱涂抹在
面包片的一面上。

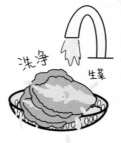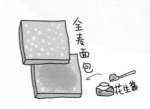

2.取一片面包，放上火腿片和生菜，再盖上另一片
面包即可。

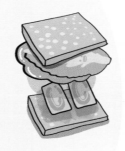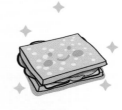

快手菠萝饭

原料

虾仁　80克

鸡蛋　1个（约50克）

菠萝（去皮）　80克

大米　50克

黑米　20克

橄榄油　8克

盐　适量

热量(千卡)	449.0
蛋白质(克)	21.1
碳水化合物(克)	62.9
脂肪(克)	13.3
膳食纤维(克)	2.1

做法

1.虾仁焯水，鸡蛋打散，菠萝切丁备用。

2.黑米和大米淘洗干净后，混合均匀，加适量水，用压力锅蒸熟。

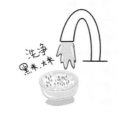

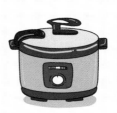

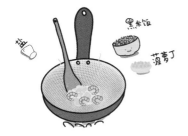

3.锅中放油，先把鸡蛋炒熟，再放入虾仁，加适量的盐，最后放入黑米饭和菠萝丁，翻炒均匀即可。

蔬菜肉丝焖面

热量(千卡)	494.0
蛋白质(克)	21.1
碳水化合物(克)	74.0
脂肪(克)	14.3
膳食纤维(克)	5.3

🥬 原料

猪里脊　40克　　　　四季豆　50克
面条　100克　　　　豌豆粒　40克
水发木耳　50克　　　橄榄油　10克
盐　适量

🥬 做法

1.猪里脊切丝，木耳洗净切丝，四季豆切段。

猪里脊切丝　　木耳切丝　　四季豆

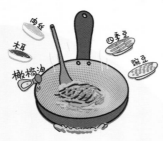

2.锅中放橄榄油，把四季豆、猪肉丝、木耳丝和豌豆炒熟。

3.再加适量水煮开，水不要没过蔬菜，放入面条，盖上盖焖15~20分钟，关火前加适量盐调味拌匀。

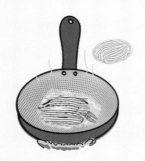

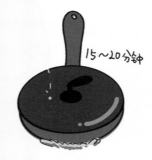

15~20分钟

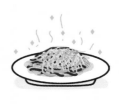

蒸杂粮

🥬 原料

南瓜　150克

红薯　150克

玉米　100克

胡萝卜　50克

热量(千卡)	292.0
蛋白质(克)	7.9
碳水化合物(克)	65.0
脂肪(克)	1.6
膳食纤维(克)	8.6

🥬 做法

将所有食材切成块，上锅蒸熟即可。

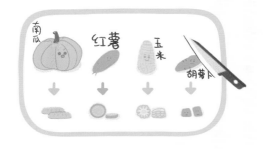

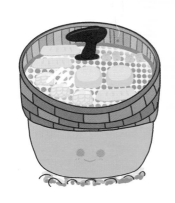

彩蔬燕麦粥

原料

玉米粒　30克

胡萝卜　50克

豌豆粒　30克

香菇　40克

燕麦片　35克

盐、黑胡椒粉　各适量

做法

1.将胡萝卜、香菇切丁。

热量(千卡)	200.0
蛋白质(克)	8.0
碳水化合物(克)	42.1
脂肪(克)	1.0
膳食纤维(克)	4.3

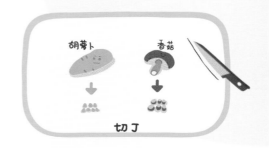

2.锅中加150毫升水，下玉米粒、胡萝卜丁、豌豆、香菇丁煮至断生，水开后下燕麦片，小火煮2分钟后加盐、黑胡椒粉调味。

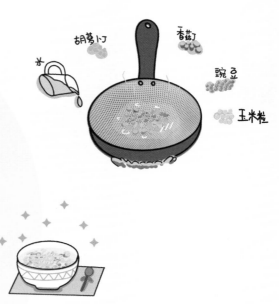

青椒牛柳意面

原料

意大利面　50克
牛里脊　50克
青椒　100克
橄榄油　8克
水淀粉、盐、料酒　各适量

热量(千卡)	324.0
蛋白质(克)	18.0
碳水化合物(克)	41.7
脂肪(克)	9.6
膳食纤维(克)	2.2

做法

1.锅中加水和少量盐烧开，将意大利面煮熟，捞出备用。

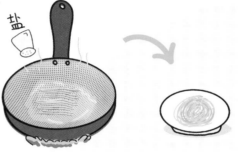

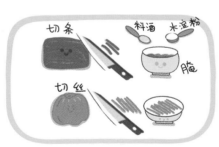

2.牛里脊切条，加料酒、水淀粉腌制；青椒切丝。

3.炒锅倒入油，加牛肉翻炒至断生，再加青椒翻炒，最后加入意面炒匀，加盐调味即可。

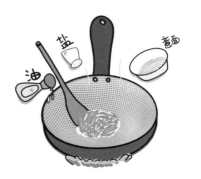

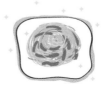

健康饭团

原料

鸡蛋　1个（约50克）

紫薯　80克

黄瓜　30克

胡萝卜　30克

生菜　30克（约2片）

沙拉酱　8克

大米　40克

热量(千卡)	385.0
蛋白质(克)	13.0
碳水化合物(克)	63.1
脂肪(克)	9.5
膳食纤维(克)	2.6

做法

1.将大米蒸成米饭，鸡蛋煮熟，紫薯蒸熟压成泥。

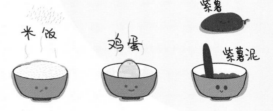

2.胡萝卜、黄瓜切丝（也可以换成任何你喜欢的蔬菜）。

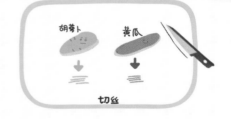

3.案板上铺1张保鲜膜，上面放2片生菜，再依次放入紫薯泥、米饭、鸡蛋、蔬菜丝，最后挤上沙拉酱。

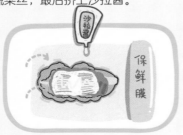

4.用保鲜膜卷起来，包裹严实，切开即可食用。

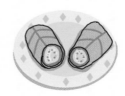

藜麦黑米饭

原料

藜麦 20克
黑米 20克
大米 40克

热量(千卡)	278.0
蛋白质(克)	7.8
碳水化合物(克)	56.9
脂肪(克)	2.1
膳食纤维(克)	2.3

做法

将原料洗净，混合后加适量水，用压力锅蒸熟即可。

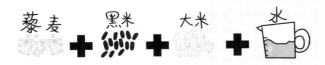

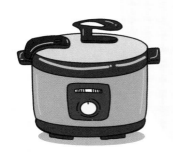

全麦卷饼

原料

黄瓜　100克

胡萝卜　50克

全麦面粉　100克

橄榄油　5克

盐、黑胡椒粉、醋、生抽　各适量

热量(千卡)	428.0
蛋白质(克)	15.3
碳水化合物(克)	75.0
脂肪(克)	7.9
膳食纤维(克)	0.5

做法

1.全麦面粉加适量水搅拌成糊，倒入平底锅中煎成饼。

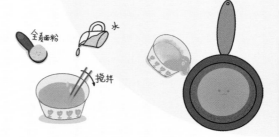

2.黄瓜和胡萝卜切细丝，加盐、橄榄油、黑胡椒粉、醋、生抽拌匀。

3.用饼卷上拌好的菜即可食用。

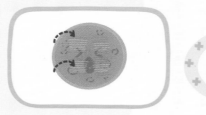
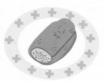

西班牙小食

原料

番茄　50克

法棍面包　50克（约1厚片，斜切）

培根　20克　　　香菜　5克

虾仁　30克　　　橄榄油　5克

蒜、黑胡椒粉、醋、盐　各适量

热量(千卡)	297.0
蛋白质(克)	29.7
碳水化合物(克)	26.2
脂肪(克)	9.3
膳食纤维(克)	4.5

做法

1.培根、虾仁煎熟，分别切成小方片和小丁；番茄切丁，香菜、蒜切末。

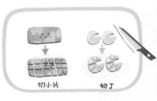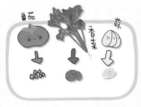

2.将所有食材放在碗中，加适量的橄榄油、黑胡椒粉、醋、盐，拌成沙拉。

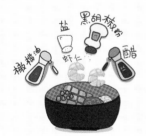

3.用平底锅将法棍面包两面烤香后取出，再把拌好的沙拉铺在法棍面包片上即可。

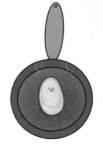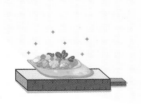

燕麦蔬菜饼

热量(千卡)	245.0
蛋白质(克)	14.0
碳水化合物(克)	32.9
脂肪(克)	7.6
膳食纤维(克)	4.5

原料

燕麦片　35克

鸡蛋　50克（约1个）

韭菜　100克

虾皮　5克

橄榄油　3克

盐、五香粉　各适量

做法

1.韭菜切小段，和鸡蛋、虾皮、燕麦片混合，加盐、五香粉调味。太干的话可以加少量水，静置几分钟让麦片吸水泡发起来。

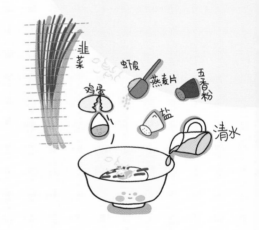

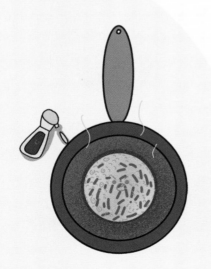

2.锅内加少许油，将混合物倒入锅中摊平，两面煎至微焦即可。

冬瓜海米汤

热量(干卡)	53.0
蛋白质(克)	3.1
碳水化合物(克)	6.0
脂肪(克)	2.5
膳食纤维(克)	2.8

原料

冬瓜　250克

海米　5克

香油　2克

盐、黑胡椒粉、鸡精　各适量

香菜碎　适量

做法

1.冬瓜去皮切片，放入热水锅中煮，放入海米，加盐、黑胡椒粉、鸡精调味。

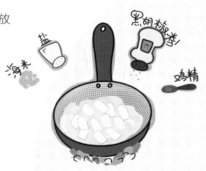

2.待冬瓜煮至透明状，连汤盛入碗中，加入香菜碎，滴几滴香油即可。

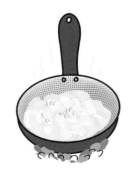
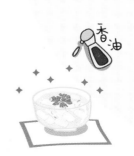

鸡肉丸子汤

🍃 原料

鸡胸肉　60克

胡萝卜　50克

香菇　50克

香油　3克

鸡蛋液　20克

胡椒粉、料酒、盐　各适量

热量(千卡)	146.0
蛋白质(克)	19.0
碳水化合物(克)	7.5
脂肪(克)	5.1
膳食纤维(克)	1.7

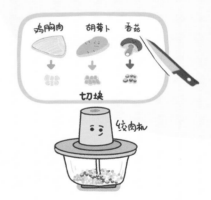

🍃 做法

1.鸡胸肉、胡萝卜、香菇分别切小块，一同放进绞肉机打碎（不要太碎，打成泥就不好吃了）。

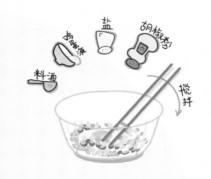

2.在绞好的肉馅中加鸡蛋液、胡椒粉、料酒、盐沿一个方向搅拌上劲。

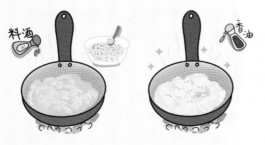

3.汤锅烧水（锅中可放些料酒去腥），将上劲后的肉馅做成丸子，下锅煮熟，待丸子浮起后再煮3分钟，调入香油即可。（可以直接吃，也可以按照自己的喜好调成其他口味，或者加入喜欢的菜做成蔬菜丸子汤。）

减脂酸辣汤

原料

金针菇　100克
香菇　20克
鸡蛋　1个（约50克）
香菜　10克
生抽、胡椒粉、醋、盐　各适量

热量(千卡)	110.0
蛋白质(克)	9.6
碳水化合物(克)	8.9
脂肪(克)	4.8
膳食纤维(克)	3.5

做法

1.金针菇切去根部，洗净撕开；香菇洗净切片。

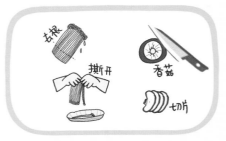

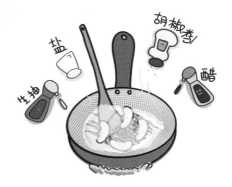

2.锅中水烧开，加入金针菇、香菇煮开，倒入适量生抽、醋、胡椒粉、盐，搅拌均匀，熬煮入味。

3.鸡蛋打散，倒入汤中搅成蛋花即可。

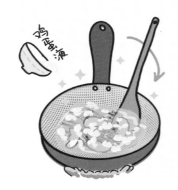

小油菜豆腐汤

原料
豆腐（南） 60克
小油菜 150克
香油 3克
盐 适量

热量(千卡)	100.0
蛋白质(克)	5.4
碳水化合物(克)	5.3
脂肪(克)	7.2
膳食纤维(克)	2.4

做法

1.豆腐切块，小油菜洗净切小段。

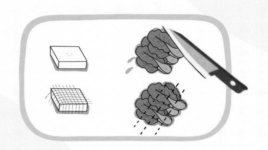

2.锅里加入适量水，水开后倒入豆腐块，水再次开后下入小油菜，最后加适量盐和香油调味。

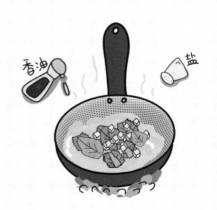

银耳汤

原料
银耳（干）　20克
无糖甜味剂　适量

热量(千卡)	13.0
蛋白质(克)	0.5
碳水化合物(克)	3.4
脂肪(克)	0.1
膳食纤维(克)	1.5

做法

1.银耳提前一晚放冰箱里水发，用前取出，撕成小朵。

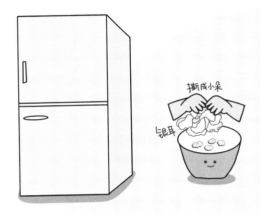

2.锅中倒入适量水烧开，放入银耳熬煮出胶质，加适量无糖甜味剂即可。

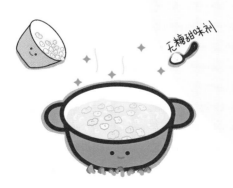

牛奶南瓜浓汤

原料

南瓜（去皮）　150克
牛奶　200毫升

热量(千卡)	165.0
蛋白质(克)	7.7
碳水化合物(克)	17.8
脂肪(克)	7.4
膳食纤维(克)	1.2

做法

1.南瓜洗净后去皮、切块，蒸熟后捣成泥。

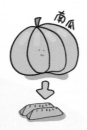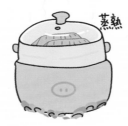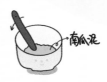

2. 将南瓜泥放入搅拌机，加入牛奶，打成汤羹即可。

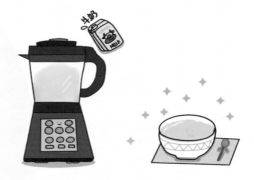

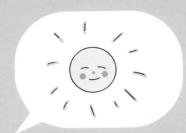

第五步

减肥要配合的运动

为什么运动＋饮食控制，才是最好的减肥方法

许多人说，只要节食就能瘦，运不运动不重要。那为什么我们还要特别强调，在控制饮食的同时，也要运动呢？研究发现，单纯靠控制饮食虽然能够减轻体重，但是会有以下几个问题。

① 肌肉组织丢失。

② 新陈代谢率可能降低，使身体脂肪的消耗也相应减少，导致体重下降的速度变慢，甚至很难再下降。

③ 体力下降，工作、学习效率下降。

④ 抵抗力差，易患感冒等疾病。

⑤ 严重的话，还会出现神经性厌食、营养不良等情况。

在这样的情况下，如果想继续减重，或者不想体重反弹，就只能吃得越来越少。这不但会让你饿得越来越厉害，更会让身体缺乏营养素，损害健康。所以，在控制饮食的同时，一定要配合适当的运动。运动对减肥的好处主要有以下几点。

① 强壮肌肉，防止肌肉组织丢失。

② 提高机体的新陈代谢率，消耗身体更多的脂肪。

③ 调整大脑皮层的活动状态，使人精神饱满，提高学习和工作效率。

④ 提升减肥效果，有效预防过度节食造成的副作用。

"运动处方"制订
——FITT 原则

"运动处方"是指导人们有目的、有计划、科学地进行运动训练的个体化方案。运动处方包括运动频率（frequency）、运动强度（intensity）、运动时间（time）、运动类型（type）4个要素，即FITT原则。

运动处方的制订是非常个性化的，要根据个人的整体状况、运动意愿制订，使运动的频率、强度、时间、类型都适合个体，且便于安全、有效地进行下去。同时，按照FITT原则制订的运动处方也是需要及时修改的，要根据个体的身体状况（健康和体能）、运动适应性及运动计划的目标进行修改。下面为大家具体介绍一下FITT原则的要点。

第一，运动频率优先。

FITT原则体现了运动频率优先的原则。运动处方的制订要建立在当前运动习惯的基础之上，对于想要开始进行系统运动的个体来说，应从建立和培养运动习惯开始。超重或肥胖患者应从增加日常身体活动量开始，先建立和培养运动习惯，以保障运动处方能够持续、有效地实施。

运动频率是指每周运动的次数。建议每周至少进行有氧运动3次，或隔天1次，最好每天进行适量的有氧运动；抗阻运动频率为每周2～3次，隔天或隔2天1次，应避免连续2天进行同一肌肉群的锻炼；柔韧性运动最好天天做。

第二，运动强度是核心。

中等强度身体活动：需要中等程度的用力，但是仍可以在活动时轻松讲话。如快走、跳舞、游泳、打网球、打高尔夫球，以及做家务（比如擦窗户、拖地板、手洗大件衣服）等。以快走来说，中等强度活动的下限为中速（4千米/小时）步行。

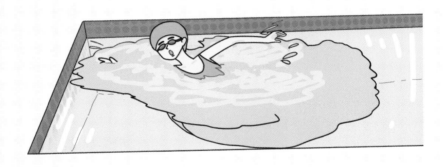

高强度身体活动：需要更多的用力，在活动时心跳更快，呼吸更急促。如慢跑、跳健康操、快速蹬车、比赛训练或重体力活动（比如举重、搬重物或挖掘）等。高强度身体活动多适合于健康的成年人、有运动习惯的青少年。

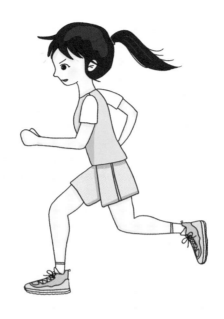

怎么判断运动强度呢？

有氧运动的运动强度：可以按照自觉疲劳程度来评估。以下3种指标有助于对中等强度的身体活动进行较准确的界定。

① 运动时心跳和呼吸节奏加快，但呼吸不急促。

② 能持续运动10～30分钟，微微出汗，稍感累。

③ 第2天起床后无疲劳感。

如果运动时不能谈话，就表示运动强度太大了；如果运动时能唱歌，运动强度又太小了。

抗阻运动的运动强度：可以用举起负荷的重复次数来表示。通常重复次数在8～12次时感到有点累的为中等强度；小于8次感觉到累的就说明强度大了；很轻松就能重复15次以上的强度又太小了，说明你需要增加运动负荷。

以做肱二头肌弯举为例，使用的哑铃重量或弹力带的力量应以重复8～12次运动感觉有点累为适宜负荷。

了解一下训练负荷的单位：RM（repetition maximum，最高重复次数）

在健身训练中，肌肉体积的增长主要来自于肌原纤维的增长及胶原蛋白含量的增加，而这一过程则是源于每一次训练诱导机体适应的积累结果，即与训练次数、训练组数有关。

此外，肌肉体积的增长程度，与力量负荷强度相关，力量负荷强度越大，肌肉体积的增长程度也越大。

当你举起某个重量的时候，能最多重复的次数，就是这个动作在这个重量的RM。

如果你做100千克卧推，只能做1个，那么你做

100千克卧推的RM就是1；如果你在80千克条件下卧推能做10次，那么你做80千克卧推的RM就是10。

但是，负荷存在一个阈值，当相对强度达到1RM的80%时，肌肉体积的增大程度就已接近最大，再增加负荷已经没有太大意义。

大家要记住，不同的个体对应的运动强度不一样；同一个体，随着身体活动水平的增加，其能承受的运动强度也会变化。对于当前身体活动水平低、活动量小的人来说，在开始运动时以60～70米/分钟的速度步行，就是中等强度运动。随着身体活动水平的提高，步行速度增至90～100米/分钟才能达到中等强度要求。

第三，运动时间和运动类型。

建议每天或每周有 5 天以上都进行中等强度的有氧运动，至少隔天1次，每周累计运动150分钟以上。同时，每周进行 2 次以上的抗阻运动。具体的运动安排我们后面会详细讲述。

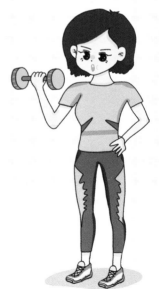

运动也要多样化，
3种运动都要做

一说到减肥，许多人首先就想到跑步，除了跑步，可能就是跳操、游泳、打球……其实这些运动，都只能算作一种类型的运动，也就是有氧运动。要合理地减肥，除了有氧运动要做，另外两种类型的运动也需要安排。

有氧运动：有氧运动是一种主要由身体大肌肉群参与的持续性有节奏的运动，运动中的能量来源主要依靠有氧代谢供给。有氧运动可有效地增强心肺耐力，能够减脂、控制体重，防治高血压、高血糖和高血脂。慢跑、骑自行车、快走、跳有

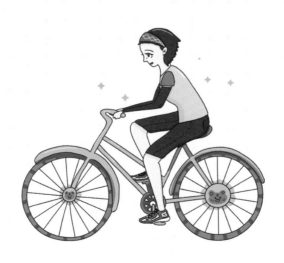

氧舞蹈、游泳、水中步行、玩各种球类、上山爬坡、上下楼梯、跳绳等都算有氧运动。

抗阻运动：做抗阻运动可以增加肌肉的力量和质量，强壮骨骼和关节。抗阻运动也称力量运动，是利用自身重量、哑铃、水瓶、沙袋、弹力带和健身器械等进行的抗阻力的运动形式。

柔韧性运动：做柔韧性运动可以增加关节的活动度，预防肌肉损伤，消除肌肉疲劳，提高运动效率，对保持身体的活动功能及灵活性都有很重要的作用。包括打太极拳、练瑜伽、跳舞等轻柔、屈曲伸展的运动形式。

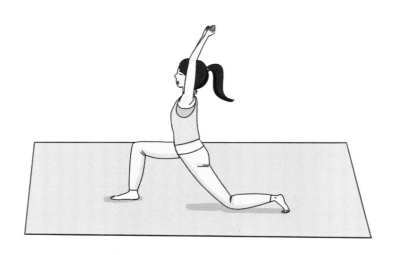

运动怎么安排

1. 先有氧

如果平时的体力活动很少，在开始运动时，可以先设定一个较低水平的目标，如每天进行15～20分钟的有氧运动。

选择使你感觉轻松或有点用力的强度，且是你习惯或方便的活动，如步行、骑自行车等。给自己足够的时间适应活动量的变化，再逐渐增加活动的强度和时间。

在运动一段时间后，如果你用同样的力度和强度，可以走得更快，说明你的体质在增强，适合你的运动强度也需要增加。这时可以有一个更高的目标，选择一个更长的运动时间和更高的运动强度，你的健康会因此受益更多。

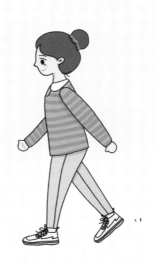

2. 再抗阻

要想针对身体的大肌肉群进行训练，包括上肢、下肢和腰腹部等核心肌肉群，通常采用抗阻运动的形式。阻力负荷可以应用哑铃、水瓶、沙袋、弹力带和其他健身器械，也可以是肢体和躯干自身的力量（如做俯卧撑、引体向上等）。

每周坚持2～3天的抗阻运动即可，隔天进行一次。不要天天练习，以免身体恢复不足导致疲劳或损伤。每次练习时做8～10个动作，每个动作做3组，每组重复8～15次。

3. 运动前后重视柔韧性练习

身体的灵活性和柔韧性练习很重要，伸展或柔韧性活动最好每天进行，特别是在高强度的有氧运动和抗阻运动前后。

运动前热身包括颈、肩、肘、腕、髋、膝、踝等关节的屈曲和伸展活动，运动后还要做颈、肩、上肢和下肢的肌肉拉伸活动。此外，打太极拳、练瑜伽等也是不错的柔韧性练习。

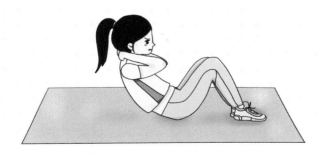

省时高效的运动——HIIT

对于身体状况许可，但老是抱怨没有时间运动的人，可以采取高强度间歇训练——HIIT（high-intensity interval training），其核心就是两个词：高强度、间歇。这种特殊的训练方法可以锻炼心肺功能，减脂效果特别明显，自问世以来便风靡欧美大陆。在中国，据说很多明星都通过练HIIT来保持身材。

HIIT的形式，就是将运动分段、交叉进行，例如："动—停—动—停"，或是"高强度—低强度—高强度—低强度"交替的方式。简单来说，这类运动的特色在于通过短时间高耗能运动加上短暂歇息的方式来减脂。

1.HIIT 的优点

与传统训练相比，高强度间歇训练能用更短的时间得到相等或者更好的训练效果。具体说来，有3个优点：第一，HIIT是一种双高效训练方式，通常一组运动可以控制在20分钟以内，不占用你太多时间，同时运动效率还能比常规运动要高出很多；第二，HIIT有多种运动形式，不枯燥；第三，HIIT对场地要求不高，在很多场合都可以进行，也不一定需要你准备很多的辅助器械。

2.HIIT 练得久，躺着也能瘦

所谓"躺着也能瘦"的科学概念，就是运动后产生过量氧耗。身体在剧烈运动时，会出现"氧亏"现象，在运动结束后，身体为了缓解氧亏现象，会显著提高氧气的摄入速率。简单来说，训练强度越高，训练后身体就需要越多的氧气，以便恢复到静息状态，因此会消耗更多的热量。这一时期，即使你躺着不动，基础代谢率和静息代谢率也要远高于平常水平。

基础代谢率越高，人就越容易瘦。那么HIIT和代谢率又有什么关系呢？

HIIT是一种有快有慢、节奏变化很大的周期性循环运动，它的强度大，因此身体的摄氧量也很大，相比传统有氧运动，HIIT只需要5～20分钟的时间，就可以让身体进入"氧亏"状态，从而显著提高人体的基础代谢率、静息代谢率。这也就意味着，即便我们做完HIIT去洗澡、喝水时，身体依然在消耗更多的热量。

3. HIIT 做得好，美丽不显老

长期坚持做HIIT可以帮助身体抵抗衰老，这是有科学根据的。2012年欧洲心脏病学会年会的论文报告指出：身体活动与预期寿命之间存在直接关系，HIIT可以激活一种具有抗

衰老作用的端粒酶，这是一种非常有趣的蛋白质，有助于抵抗衰老并具有肿瘤抑制的作用。也就是说，HIIT可以激活我们身体内的抗衰老因子，顺便还有助于抑制肿瘤。

除了抗衰老这个好处之外，HIIT还可以帮助平衡食欲刺激素和瘦素的分泌。

食欲刺激素是负责维持能量平衡的激素，又名胃生长激素释放素，被认为是可以刺激食欲的激素。如果一个人体内的食欲刺激素失衡，持续不停地分泌，那就意味着这个人根本不能控制自己想吃就吃的心。

瘦素被称为肥胖荷尔蒙，因为它能让你产生饱足感，通知大脑你已经吃了足够的食物。因此，身体缺乏瘦素的人，永远有一种吃不饱的感觉。

在这个崇尚高效生活的年代，学会了HIIT这套方法，你就再也找不到任何"我没有时间运动""健身房离我家太远""我的屋子面积太小"之类的借口了。每次只要20分钟，你就可以在家中的地板上完成一套高效减脂运动，坚持下去，不出2周就能发现身体的变化。

4. 做 HIIT 之前要知道的 5 件事

第一，通过体检、就医等方式确认自己身体正常，可以进行剧烈运动。

第二，平时运动量非常小，甚至几乎没有运动量的人，要从简单、少量的训练开始，也可以先从运动10秒、休息15秒的方式来慢慢适应。

第三，超重的朋友或者体脂率较高的朋友可以从动感单车、划船机上开始进行HIIT，避免给缺乏核心力量的腰腿造成过大负担。

第四，不要连续两天都进行HIIT，要给肌肉足够的休息时间，避免出现过劳损伤、积累伤等。

第五，保证饮食营养均衡，每天摄入足够的蛋白质。

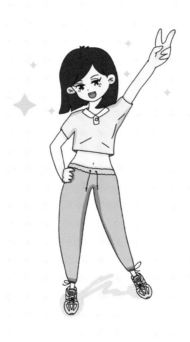

5.HIIT 小白的常规训练流程

以下这套流程针对平时运动量极小，甚至几乎没有运动量的人群，要求身体健康没有慢性病，四肢活动正常，关节无炎症、无积水，体重在正常范围之内，或仅为轻度超重者。

DAY 1 ～ DAY 6：隔日一次。

① 热身：活动身体各个关节，选择一种有氧运动方式，如跑步、骑动感单车等，先进行5分钟的热身。如果没有器械支持，做一套广播体操也是可以的。

② 拉伸：用3分钟左右的时间做一些简单的拉伸，舒展肩颈、小腿等，准备开始正式训练。

③ 选择动作：选择有氧运动4种，如跳操、蛙跳、深蹲跳、开合跳等；选择无氧运动4种，如深蹲、箭步蹲、引体向上等，或借助轻重量器械（如小哑铃）进行力量训练。

④ 运动顺序：以下2种运动顺序任选其一。

A.2个有氧—2个无氧—2个有氧—2个无氧。

B.有氧—无氧—有氧—无氧—有氧—无氧—有氧—无氧。

⑤ 运动量：每个动作做15次为一组，组间休息10秒，循环完成2组。

⑥ 时间：一组训练控制在8分钟以内，两组控制在20分

钟以内。

⑦ 拉伸：训练结束后，一定要拉伸。

DAY 7 ～ DAY 14：**隔日一次或三日两次。**

可将第一周的动作循环 3 ～ 4 组。

DAY 15 ～ DAY 30：**三日两次或一周五次。**

可适当增加或改变动作，以保持对运动的新鲜感。

运动量可参考前两周进行，一定要量力而定，感觉不舒服即休息两日观察。

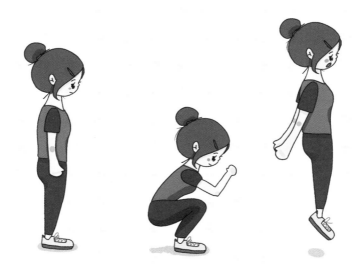

6. 避开 HIIT 的 3 个坑

我发现HIIT训练者经常往3个坑里掉，为了避免诸位白费汗水，先提前帮大家把坑填上。

第一个坑：跳过热身阶段。

无论做什么运动，都不应该跳过热身阶段，这对于HIIT尤为重要。HIIT持续的时间越短，做热身活动的时间就要越长，因为我们相当于把身体从一个极端带到了另一个极端。

第二个坑：在休息阶段完全静止不动。

要想重复发挥HIIT的训练效果，我们必须做到高强度的运动和动态的休息相结合。为了更好地提高减肥效果，我们需要在休息时保持适当的运动，比如小碎步原地跑、空中蹬自行车等，这能让身体燃烧更多的热量。

第三个坑：完全舍弃了休息。

HIIT的强度越大，需要休息的时间就越长。实际上，休息的时间应当大致等同于锻炼的时间。单次的拼命运动可能导致身体在做接下来两三次的运动时都会筋疲力尽，这样不是在提高运动效率，而是在降低效率，同时降低的还有对运动的积极性。而且长时间的运动和不间歇的运动对于平时缺少运动的身体伤害很大。

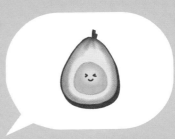

主要参考文献

[1] 中华医学会健康管理学分会，中国营养学会，中国医疗保健国际交流促进会生殖医学分会，等．超重或肥胖人群体重管理专家共识及团体标准[J]．中国健康管理学杂志，2018, 3: 200-208.

[2] 中国医疗保健国际交流促进会营养与代谢管理分会，中国营养学会临床营养分会，中华医学会糖尿病学分会，等．中国超重/肥胖医学营养治疗指南（2021）[J]．中国医学前沿杂志：电子版，2021, 11: 1-55.

[3] 杨月欣，葛可佑．中国营养科学全书[M]．2版．北京：人民卫生出版社，2019.

[4] 杨月欣．中国食物成分表标准版[M]．6版．北京：北京大学医学出版社，2019.

[5] 中国营养学会．中国居民膳食指南2016[M]．北京：人民卫生出版社，2017.

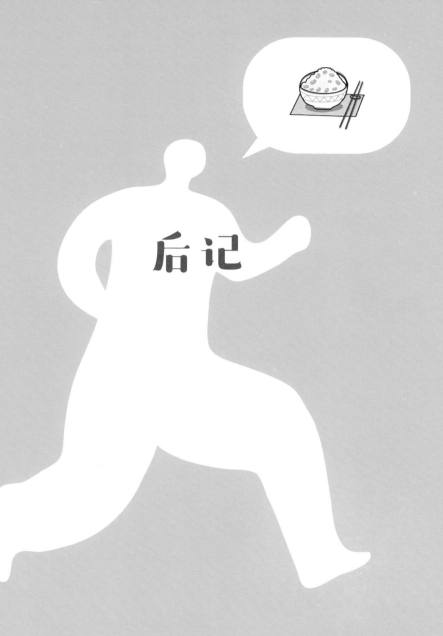

后记

其实，关于减肥的方法有无穷多的细节要注意，关于减肥的相关研究也层出不穷，关于减肥的饮食模式也总是在推陈出新。这本小书，只是希望把最简单实用的减肥方法介绍给大家，让大家对减肥相关的营养学基础知识有一定了解。这样，大家就能对自己的身材保持一种科学的态度，对健康饮食也有一个基本的评判标准，我们就能摆脱那些虚假的减肥宣传，远离那些智商税，让自己成为一个理性的、平和的人，也让自己成为一个更加健康、更加美丽的人。

一起努力吧！

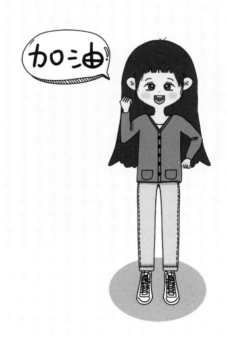